自我调治
高血压

沈翠珍 沈 勤 沈天赠 编著

中国中医药出版社
·北京·

图书在版编目（CIP）数据

自我调治高血压/沈翠珍，沈勤，沈天赠编著.—北京：中国中医药出版社，2013.9
ISBN 978-7-5132-1590-9

Ⅰ.①自… Ⅱ.①沈…②沈…③沈… Ⅲ.①高血压-防治 Ⅳ.①R544.1

中国版本图书馆 CIP 数据核字（2013）第 188978 号

中国中医药出版社出版
北京市朝阳区北三环东路 28 号易亨大厦 16 层
邮政编码 100013
传真 010 64405750
三河市双峰印刷装订有限公司印刷
各地新华书店经销

*

开本 880×1230 1/32 印张 5.25 字数 91 千字
2013 年 9 月第 1 版 2013 年 9 月第 1 次印刷
书 号 ISBN 978-7-5132-1590-9

*

定价 18.00 元
网址 www.cptcm.com

如有印装质量问题请与本社出版部调换
版权专有 侵权必究
社长热线 010 64405720
购书热线 010 64065415 010 64065413
书店网址 csln.net/qksd/
官方微博 http：//e.weibo.com/cptcm

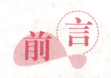

高血压是一种严重危害人类健康的心血管疾病。血压水平的高低与高血压的转归密切相关，长期的血压升高易导致脑卒中、冠心病、肾衰竭、高血压性心力衰竭、主动脉夹层瘤等严重并发症，致残率和死亡率高。目前，全世界成人高血压患病率为25%~35%，高血压患者总计达9.72亿，预计2025年总患病率将达到29.12%，全球将有15.6亿高血压患者。我国高血压病也不断呈上升趋势，现今至少有高血压患者2亿，且每年新增高血压患者1000万，但高血压的知晓率、治疗率和控制率较低，分别为48.4%、38.5%和9.5%。高血压是一种终生疾病，需要长期坚持治疗。高血压长期服药所产生的副作用和经济费用，以及并发症及并发症所造成的机体残疾，均对患者造成极大的痛苦和沉重的负担。

高血压的治疗方法有非药物治疗和药物治疗。非药物治疗是高血压患者治疗的重要方法。在药物治疗的同时，也只有坚持非药物治疗，才能达到良好的控制血压的效果。非药物治疗方法包括饮食、运动、情绪调适等。

中医是我国的传统治疗方法，对于高血压防治具有独特的见解，中医食疗、穴位按摩等自然疗法，以及从辨识体质入手进行高血压的防治具有较好的效果。这些中西医非药物治疗方法相互融合，充分发挥各自优势，在高血压的防治中，肯定能发挥更好的作用。因此，加强对高血压疾病知识的宣传，普及高血压的防治方法，让患者自觉进行自我防治至关重要。

理念是行动的先导，掌握高血压基本知识，是控制血压的基础。本书通过介绍高血压的基本知识、体质辨识、中西结合的饮食疗法、穴位按摩、运动疗法、情绪调适等，向高血压患者呈献简单实用的高血压自我防治方法。愿高血压患者在日常生活中灵活运用，以提高高血压的控制率，达到健康长寿的目的。

本书不仅是高血压患者自我保健的科普读物，也是基层医护人员的参考书。书中部分插图选自梁繁荣、曲宏二位教授的著作，在此谨向他们致以衷心的感谢！由于学识有限，书中难免有不妥之处，敬望读者和同道提出宝贵意见，以便再版时改正。

编　者

2013 年 9 月

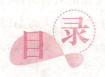

目 录

第一章 血压常识 ……………………………………… 1

一、高血压的基础知识 ……………………………… 1

  1. 什么是血压 …………………………………… 1

  2. 正常的血压值是多少 ………………………… 2

  3. 哪些因素会影响血压 ………………………… 3

  4. 什么是高血压 ………………………………… 4

  5. 高血压的发生与哪些因素有关 ……………… 5

  6. 测量血压随便选左右上肢均可以吗 ………… 5

  7. 您能准确测量血压吗 ………………………… 6

  8. 高血压患者测量血压的周期是多少 ………… 8

  9. 高血压的常用治疗方法有哪些 ……………… 8

  10. 高血压患者血压控制在多少比较合理 …… 10

二、高血压的好发人群 …………………………… 11

  1. 为什么中老年人容易得高血压 …………… 11

  2. 为什么"口味重"的人容易得高血压 …… 11

  3. 为什么吸烟的人容易得高血压 …………… 13

  4. 为什么饮酒的人容易得高血压 …………… 14

  5. 为什么缺乏运动的人容易得高血压 ……… 14

  6. 为什么精神紧张的人容易得高血压 …………… 16
  7. 为什么超重和肥胖的人容易得高血压 ………… 16
  8. 为什么有高血压家族史的人容易得高血压 …… 18
  9. 为什么糖尿病患者容易得高血压 ……………… 18
 三、高血压的严重危害 ………………………………… 19
  1. 高血压患者常有哪些表现 ……………………… 19
  2. 高血压有哪些危害 ……………………………… 21
  3. 高血压对心脏有哪些损害 ……………………… 21
  4. 高血压对脑有哪些损害 ………………………… 22
  5. 高血压对肾有哪些损害 ………………………… 23
  6. 高血压对眼底有哪些损害 ……………………… 24
  7. 什么是高血压危象 ……………………………… 24
  8. 什么是高血压脑病 ……………………………… 25
  9. 什么是高血压急症 ……………………………… 25

第二章　自己识体质 ………………………………………… 26
 一、体质基本知识 ……………………………………… 26
  1. 什么是中医体质 ………………………………… 26
  2. 人体的体质是如何形成的 ……………………… 26
  3. 体质与证型有何关系 …………………………… 28
  4. 中医体质是如何分型的 ………………………… 29
  5. 中医对高血压的病因是怎样认识的 …………… 29
  6. 中医认为高血压病的发病机制是什么 ………… 30
  7. 体质与高血压有何关系 ………………………… 32
  8. 如何进行体质判断 ……………………………… 33
 二、辨识自己的体质类型 ……………………………… 33
  1. 平和质的表现及保健原则如何 ………………… 33

目 录

  2. 阴虚质的表现及保健原则如何 ……………… 35

  3. 阳虚质的表现及保健原则如何 ……………… 37

  4. 痰湿质的表现及保健原则如何 ……………… 38

  5. 气虚质的表现及保健原则如何 ……………… 40

  6. 瘀血质的表现及保健原则如何 ……………… 42

  7. 湿热质的表现及保健原则如何 ……………… 44

  8. 气郁质的表现及保健原则如何 ……………… 45

  9. 特禀质的表现及保健原则如何 ……………… 47

第三章　自我降压——饮食疗法 …………………… 50

 一、了解高血压与饮食的关系 ……………………… 50

  1. 高血压病患者的饮食原则是什么 …………… 50

  2. 高血压病患者应如何限盐 …………………… 50

  3. 高脂肪、高胆固醇、高糖饮食
   与高血压有何关系 …………………………… 51

  4. 高血压患者应如何补钾 ……………………… 52

  5. 高血压患者应如何增加钙、镁的摄入 ……… 52

  6. 高血压患者应如何减少胆固醇和饱和
   脂肪酸的摄入 ………………………………… 52

  7. 高血压患者为什么要保证适量的钾盐摄入 … 53

  8. 高血压患者对摄入蛋白质有何要求 ………… 54

  9. 高血压患者应如何限制饮酒 ………………… 55

 二、知晓高血压饮食疗法基本知识 ………………… 56

  1. 什么是食物的性味 …………………………… 56

  2. 什么是食物的归经 …………………………… 57

  3. 什么是食物的升降沉浮 ……………………… 57

  4. 不同性味的食物有哪些不同的功效 ………… 57

5. 饮食有哪些治疗作用 …………………………… 57
6. 什么是中医的饮食宜忌 ………………………… 58
7. 四季气候变化对饮食调理有何要求 …………… 59
8. 饮食的搭配原则是什么 ………………………… 60
9. 食疗的制作方法有哪些 ………………………… 60
10. 常见降压作用的食物有哪些 ………………… 61

三、选择常用降压食物，制作喜爱菜肴 …………… 62
  1. 花生 ……………………………………………… 62
  2. 芹菜 ……………………………………………… 63
  3. 黑木耳 …………………………………………… 67
  4. 芦笋 ……………………………………………… 68
  5. 茄子 ……………………………………………… 70
  6. 苦瓜 ……………………………………………… 71
  7. 海带 ……………………………………………… 73
  8. 西红柿（番茄）………………………………… 75
  9. 菠菜 ……………………………………………… 76
  10. 冬瓜 …………………………………………… 78
  11. 香菇 …………………………………………… 79
  12. 胡萝卜 ………………………………………… 80
  13. 紫菜 …………………………………………… 83
  14. 黑芝麻 ………………………………………… 84
  15. 马兰头 ………………………………………… 85
  16. 荠菜 …………………………………………… 86
  17. 海蜇皮 ………………………………………… 88
  18. 赤小豆 ………………………………………… 90
  19. 马铃薯 ………………………………………… 91

20. 鹌鹑蛋 …………………………………………… 92
21. 鲍鱼 ……………………………………………… 93
22. 牡蛎 ……………………………………………… 94
23. 绿豆 ……………………………………………… 95
24. 银耳（白木耳）………………………………… 97
25. 山药 ……………………………………………… 98
26. 鸭肉 ……………………………………………… 99
27. 醋 ………………………………………………… 100

四、选择常用降压饮料，养成天天饮用习惯 ………… 101
1. 杭白菊茶 ………………………………………… 101
2. 决明子茶 ………………………………………… 102
3. 苦丁茶 …………………………………………… 102
4. 绿茶 ……………………………………………… 103
5. 枸杞茶 …………………………………………… 103

五、选择常用降压水果，养成天天吃的习惯 ………… 104
1. 苹果 ……………………………………………… 104
2. 香蕉 ……………………………………………… 104
3. 梨 ………………………………………………… 105
4. 柿子 ……………………………………………… 105
5. 荸荠 ……………………………………………… 105
6. 西瓜 ……………………………………………… 106
7. 猕猴桃 …………………………………………… 107
8. 葡萄 ……………………………………………… 107
9. 柑橘 ……………………………………………… 108

六、不同体质高血压患者的食物选择 …………………… 108
1. 平和质高血压患者如何选择适宜食物 ………… 108

2. 阴虚质高血压患者如何选择适宜食物 ········· 109
3. 阳虚质高血压患者如何选择适宜食物 ········· 110
4. 痰湿质高血压患者如何选择适宜食物 ········· 110
5. 气虚质高血压患者如何选择适宜食物 ········· 111
6. 血瘀质高血压患者如何选择适宜食物 ········· 111
7. 湿热质高血压患者如何选择适宜食物 ········· 112
8. 气郁质高血压患者如何选择适宜食物 ········· 112
9. 特禀质高血压患者如何选择适宜食物 ········· 112

第四章　自我降压——穴位按摩 ······················· 114
一、了解穴位知识　天天自我按摩 ······················· 114
1. 什么是穴位 ·· 114
2. 什么是穴位按摩 ··· 115
3. 自我穴位按摩方法有哪些 ······························ 115
4. 自我穴位按摩常用的辅助工具有哪些 ········· 118
5. 自我穴位按摩的注意事项有哪些 ··················· 118
6. 具有降压作用的常用穴位有哪些 ··················· 119
7. 高血压患者穴位自我按摩的具体方法有哪些 ······ 124

二、了解耳穴知识，选择耳穴按摩 ······················· 124
1. 什么是耳穴 ·· 124
2. 耳穴有哪些 ·· 125
3. 耳穴治疗的特点 ··· 125
4. 适合自我保健的耳穴治疗方法有哪些 ········· 126
5. 高血压患者应经常按压哪些耳穴 ··················· 127

第五章　自我降压——运动疗法 ······················· 128
1. 高血压患者为什么要进行运动 ······················ 128
2. 高血压患者如何进行运动 ······························ 128

3. 高血压患者如何选择运动方式 …………… 129
4. 高血压患者如何选择运动量 ……………… 130
5. 高血压患者如何进行散步锻炼 …………… 131
6. 高血压患者如何进行慢跑 ………………… 132
7. 适合高血压患者的慢跑有几种形式 ……… 134
8. 打太极拳对高血压患者的作用 …………… 135
9. 如何练习太极拳 …………………………… 136
10. 练习气功能降低血压吗 …………………… 137
11. 如何练习放松功 …………………………… 138
12. 高血压患者锻炼时着装有什么要求 ……… 139
13. 高血压患者锻炼时应注意什么 …………… 140
14. 为什么高血压患者锻炼时不可过度低头 …… 141
15. 为什么高血压患者运动后不应立刻洗热水澡 … 141
16. 不同体质的高血压患者如何进行锻炼 …… 142

第六章 自我降压——情绪调适 …………… 144

1. 您知道精神因素与高血压有何关系吗 …… 144
2. 您知道情绪过激为什么会引起血压升高吗 … 144
3. 您知道高血压患者为什么要缓解心理压力吗 … 145
4. 您知道高血压与性格有何关系吗 ………… 146
5. 您知道高血压患者应如何调节情绪吗 …… 147
6. 您知道放松训练有利于高血压患者
   调节情绪吗 ………………………………… 148
7. 您知道音乐疗法有助于高血压患者
   调节情绪吗 ………………………………… 148
8. 您知道园艺疗法有助于高血压患者
   调节情绪吗 ………………………………… 150

9. 您知道书画疗法有助于高血压患者调节情绪吗 ………………………………… 150
10. 您知道色彩疗法有助于高血压患者调节情绪吗 ………………………………… 151
11. 您知道如何实施自我暗示缓解不良情绪吗 …… 151
12. 您知道高血压患者应如何尝试心理咨询吗 …… 152
13. 您知道高血压患者应如何应对生活中的突发事件吗 …………………………………… 152

第一章　血压常识

一、高血压的基础知识

1. 什么是血压

大家都知道人的心脏是一刻也不停地跳动着的。心脏的跳动对于生命的存在有着极其重要的作用。正是由于心脏的不停跳动，才推动了血液在人体血管中流动，并将营养物质和氧气输送到身体的各个部分，这样才满足了生命活动的需要。当血液由心脏输出后，就开始了它在血管中的流动循环，沿途要经过主动脉血管、大动脉血管、小动脉血管、微血管、小静脉血管、大静脉血管，经过这么一个漫长的过程后，最终仍然回到心脏，这个循环过程就是我们通常所说的血液循环。

血液既然是在血管内流动着的，那么就必然需要有动力的推动，这个动力来自于哪里呢？答案就是心脏的跳动。心脏的跳动是有一定的规律的，它先是收缩，收缩之后就开始舒张，心脏就是这样不断交替地收缩与舒张着。当心脏收缩时，它将其中的血液挤压进入动脉，在心脏收缩产生压力的推动下，血液才可以在血管中流动；当心脏舒张时，血液依靠惯性作用和血管的弹性，仍然可以维持它在血管中的流动。

了解了以上血液循环的一些基本道理，我们就可以来谈谈什么是血压了。血液在心脏的推动下，除了在血管中流动外，它还会对血管壁产生一定的压力，这个压力就是血压。这就如同水在管子中流动，水对水管也有一个压力的道理一样。血压可以分成两种，收缩压和舒张压。收缩压是指心脏收缩时，血液对血管壁的压力；舒张压是指心脏舒张时，血液对血管壁的压力；收缩压的数值要大于舒张压。血压的记录是收缩压在前，舒张压在后，单位是毫米汞柱（mmHg）。

2. 正常的血压值是多少

正常的血压会随年龄、体重、性别、情绪及其他生理状况的变化而改变。

正常人在安静时，收缩压为90～139毫米汞柱，舒张压60～89毫米汞柱，脉压差为30～40毫米汞柱。

对于正常成年人，最理想的血压是收缩压小于120毫米汞柱，舒张压小于80毫米汞柱。您最好能保持血压在这一范围。

如果收缩压在120～139毫米汞柱和舒张压在80～89毫米汞柱，我们称为正常血压高值。血压若在这一范围，您应引起重视，注意自己的生活方式，尤其是饮食应清淡，否则很容易发生高血压。

3. 哪些因素会影响血压

影响血压的因素主要有：心排血量、循环血量、动脉管壁弹性、血液的黏稠度以及外周阻力。

（1）心排血量。在安静状态下，心脏每分钟排出约4升的血液。当参加大量活动时，每分钟的心排血量可以达到30升或40升。心脏搏动越有力，血压就越高，而心排出量减少时，血压就会自行下降。

（2）循环血量。当人体大量失血时，循环血量减少，对动脉壁的压力也减小，使血压下降。若增加循环血量，如输液、输血时，则加大对动脉的压力，血压就会升高。

（3）动脉管壁的弹性。动脉管壁中含有弹性组织，它既能收缩又能舒张。但是随着年龄增长，人体的血管也和其他器官一样出现老化，动脉开始出现硬化，其弹性逐渐降低。当心脏收缩时，已经硬化的动脉扩张就会发生困难，减弱了对血液的缓冲作用，则收缩压明显升高，舒张压轻度升高。

（4）血液黏稠度。血液的黏稠度由血细胞和血浆的比例决定。血液黏稠度较大时，需要较大的力量来推动它，血压增高；血液的黏稠度较小时，推动血液流动的力量较小，血压低。

(5)外周阻力。血液在血管中流动时所受到的各种阻力总称为外周阻力。血管越细,血液的速度越快,外周阻力越大。外周阻力的变化直接影响舒张压。当动脉硬化发展到小动脉时,其管径变小,外周阻力持续增加,致使舒张压升高。如果患者的收缩压升高,说明大动脉出现硬化;如果舒张压也出现不同程度的升高,则说明小动脉也发生了硬化。

4. 什么是高血压

高血压通常分为两类,即原发性高血压和继发性高血压。原发性高血压简称高血压,是一种原因不明的高血压,占高血压的95%。继发性高血压是指继发于某些疾病,如肾脏疾病、嗜铬细胞瘤等,又称症状性高血压,仅占高血压的5%。我们平常所说的高血压一般指原发性高血压。高血压是指体循环动脉血压升高。18岁以上者高血压诊断标准:血压持续或非同日三次以上测定,收缩压≥140毫米汞柱和(或)舒张压≥90毫米汞柱为高血压。高血压按血压值的不同,可将其分为1、2、3级高血压及单纯收缩期高血压。1级高血压(轻度):140~159/(或)90~99毫米汞柱;2级高血压(中度):160~179/(或)100~109毫米汞柱;3级高血压(重度):≥180/(或)≥110毫米汞柱;单纯收缩期高血压:收缩压≥140毫米汞柱,舒张压<90毫米汞柱。

高血压治疗方法的选择，除与血压的高低外，还与患者的其他情况有关，如高血压发生的危险因素如血脂异常、吸烟、肥胖等；并存的临床情况如糖尿病、心、脑、肾血管病等；以及心、脑、肾等靶器官的损害。因此，临床上医生还根据患者的情况不同，将高血压分为低危、中危、高危和极高危。极高危高血压患者，无论其血压多少，必须立即进行抗高血压药物的治疗。

5. 高血压的发生与哪些因素有关

原发性高血压的病因到目前为止还不是十分清楚，但通过大量的临床实践和流行病学调查发现，高血压的发病主要与遗传因素和环境因素有关。

（1）遗传因素：主要包括家族遗传史、年龄、性格特点等。

（2）环境因素：主要是指不良的生活方式，包括肥胖、高盐饮食、高脂肪饮食、高胆固醇饮食、高糖饮食、吸烟、酗酒、精神紧张、缺乏运动、长期从事紧张工作的职业等。

高血压的发病与以上因素有关。有些因素是不可改变的，但有些因素是您在生活中可以避免的，尤其是不良的生活方式。因此，牢记高血压的发病因素，是有助于控制高血压的。

6. 测量血压随便选左右上肢均可以吗

正常人两侧上肢的血压值是不一样的。因为人体右上肢的血液来自右侧肱动脉，左上肢的血液供应来自左侧肱动脉；右侧肱动脉来自主动脉弓的第一大分支无名动脉（头动脉），而左侧肱动脉来自主动脉弓的第三大分支左锁骨下动脉；血液来源的血管位置高低和血管径粗细都会影响血压的大小。所以正常人右上肢的血压高于左上肢的血压约10～20毫米汞柱。建议您平时在测量血压时固定一侧上肢，以便进行比较。临床上人们测量血压通常以右上肢为准。

7. 您能准确测量血压吗

只有掌握正确测量血压的方法，才能保证血压数值的准确。常用血压计有电子血压计、汞柱式血压计、表式血压计等。

（1）电子血压计：袖带中有一个传感器，将收集的信号转换为电信号，通过显示器显示，不需要听诊器，因此可以排除听觉不灵敏、外界噪音干扰等因素，操作方便，会自动充气、放气及显示收缩压和舒张压。便于操作，适用于一般的患者在家庭自测血压。

（2）汞柱式或表式血压计：需要专业人员测量，具体方法如下。

①选择符合计量标准的水银柱血压计。

②使用大小合适的袖带，袖带气囊至少应包裹80%上臂。大多数的臂围为25～35厘米，应使用长35厘米、宽

第一章　血压常识

12～13厘米规格的气囊袖带；肥胖者或臂围大者应使用大规格袖带；儿童使用小规格袖带。

③被测量者至少安静休息10～20分钟，以消除活动或紧张对血压的影响。在测量前30分钟内禁止吸烟或饮咖啡，排空膀胱。

④被测量者取坐位，最好坐靠背椅，裸露右上臂；测量时上臂不要被衣袖压迫，手掌向上，不要握拳，手臂测量部位的高度与心脏水平处于同一水平，与身体呈45°的角度。

⑤将袖带紧贴缠绕在被测者的上臂，袖带的下缘应在肘弯上2.5cm。将听诊器探头置于肱动脉搏动处。

⑥测量时快速充气，使气囊内压力达到桡动脉搏动消失后再升高30毫米汞柱，然后以恒定的速率（2～6毫米汞柱/秒）缓慢放气。心率缓慢者，放气速率应更慢些。获得舒张压读数后，快速放气至零。

⑦在放气过程中仔细听取柯氏音，观察柯氏音第Ⅰ时相（第一音）和第Ⅴ时相（消失音）水银凸面的垂直高度。收缩压读数取柯氏音第Ⅰ时相，舒张压读数取柯低音第Ⅴ时相。小于12岁儿童、妊娠妇女、严重贫血、甲状腺功能亢进、主动脉瓣关闭不全及柯氏音不消失者，以柯氏音第Ⅳ时相（变音）定为舒张压。

⑧应相隔1～2分钟，重复测量，取2次读数的平均值；如果收缩压或舒张压的2次读数相差5毫米汞柱以上，应再

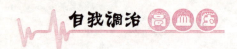

次测量，取3次读数的平均值记录。

⑨血压单位在临床使用时采用毫米汞柱，也有用千帕斯卡（kPa），其与毫米汞柱的换算关系为：1 mmHg =0.133 kPa。

8. 高血压患者测量血压的周期是多少

经常测量血压是您知道自己血压状态的根本手段。目前高血压已发展成为严重危害人们健康的疾病之一。许多患者缺乏应有的自我保健知识，不注意定期监测血压，往往导致病情加重或引起严重并发症。一般情况下，高血压患者在血压升高时常会感到头晕、头痛、乏力等。但有的患者，由于长期处于高血压或血压波动较大的情况下，会逐渐适应高血压状态，头晕等症状并不明显。若不定期检测血压指导用药，在某些诱因的促发下，很容易发生心、脑、肾等严重并发症，甚至危及生命。据报道，因高血压导致脑出血的70%，其中不定期检测血压者占80%。由此可见，高血压患者平时定期监测血压是多么重要。心血管并发症的危险性与血压水平之间有明显的关系。血压愈高，则危险性愈大。因此有规律地监测血压，控制血压在正常范围至关重要。轻、中度高血压患者或病情已控制得较为稳定的重度高血压患者，开始治疗时可每3～4天复查一次血压，血压控制后可1～2周复查一次。由于各种活动、情绪变化均可明显影响血压升降，有条件者可每日自测血压。

9. 高血压的常用治疗方法有哪些

高血压常用的治疗方法有非药物治疗和药物治疗。

（1）非药物治疗：可分为两部分，第一部分为直接针对高血压危险因素的措施，包括限制食盐、减轻与控制体重、限制饮酒和经常性运动；第二部分是控制其他血管病危险因素的措施，包括戒烟、限制饮食中总脂肪、饱和脂肪酸和胆固醇摄入量以控制血清胆固醇（主要为低密度脂蛋白胆固醇）。世界卫生组织规定非药物治疗的措施有以下几个方面。

①减重：减少热量，膳食平衡，增加运动，体重指数（BMI）保持 $20 \sim 24 kg/m^2$。

②膳食限盐：控制钠盐在每日6克以下。

③减少膳食脂肪：总脂肪＜总热量的30%，饱和脂肪＜10%，增加新鲜蔬菜每日 400～500 克，水果 100 克，肉类 50～100 克，鱼虾类 50 克，蛋类每周 3～4 个，奶类每日 250 克，每日食油 20～25 克，少吃糖类和甜食。

④增加及保持适当体力活动：一般每周运动 3～5 次，每次持续 20～60 分钟。如运动后自我感觉良好，且保持理想体重，则表明运动量和运动方式合适。

⑤保持乐观心态，提高应激能力。通过宣教和咨询，提高人群自我防病能力。提倡选择适合个体的体育、绘画等文化活动，增加老年人社交机会，提高生活质量。

⑥戒烟、限酒。

（2）药物治疗：临床上用于抗高血压药物通常有以下七大类。

①利尿药：噻嗪类利尿药如氢氯噻嗪、氯噻酮、吲哒帕胺等；袢利尿药如呋塞米；保钾利尿药如阿米洛利、氨苯蝶啶等。

②β受体阻滞剂：普萘洛尔、美托洛尔、阿替洛尔、倍他洛尔、比索洛尔等。

③血管紧张素转换酶抑制剂：如卡托普利（开搏通）、依那普利（依苏）、贝那普利（洛丁新）、培哚普利（雅施达）等。

④血管紧张素受体拮抗剂：氯沙坦（科素亚）、缬沙坦（代文）、厄贝沙坦（安博维）等。

⑤钙通道阻滞剂：如硝苯地平（拜心同）、氨氯地平（洛活喜）、非洛地平（波依定）等。

⑥α受体阻滞剂：多沙唑嗪、哌唑嗪、特拉唑嗪等。

⑦复方降压药物：珍菊降压片、北京0号降压片、复方降压片等。

10. 高血压患者血压控制在多少比较合理

高血压患者的血压控制在什么范围最合适，研究证实：血压水平与心脑血管危险呈连续的正相关，在正常范围内，血压越低，冠心病、脑卒中的危险越小。从这个意义上讲，正常血压并不等于理想血压，理想的降压目标应该达到患者所能耐受的最低水平。《中国高血压防治指南》（2010年修订版）规定：普通高血压患者服药后的血压应控制在＜

140/90 毫米汞柱；老年高血压患者应将收缩压控制在 150 毫米汞柱以下；年轻人或糖尿病及肾脏疾病合并高血压患者，应将血压控制在 130/80 毫米汞柱。当然降压过程应缓慢而平稳，使机体有充分的调整适应过程，不至于因降压过快而不能耐受。

二、高血压的好发人群

1. 为什么中老年人容易得高血压

人在生长发育过程中，血压也有相应的变化。一般而言，年龄越高，患高血压的比例也就越高。统计资料表明：40 岁以下的患者占高血压患病总数的 10%，而 40 岁以上患者占 90% 左右。在 65～69 岁的人群中，高血压患者占 34.8%，而到了 80 岁，高血压的患者就占 65.6%。因此，您到了 40 岁以后，应特别注意高血压的预防，以防发生高血压；加强血压的监测，一旦得了高血压，也能及时发现。

2. 为什么"口味重"的人容易得高血压

所谓"口味重"是指日常饮食喜欢咸食。在普通人群中，有些人认为："咸有味，而且盐是人体所需要的"。但是研究表明，吃盐太多易引起高血压。食盐的摄入量与高血压的发生发展有着密切的关系。食盐摄入量越多，高血压的患病率也就越高。人群平均每人每天摄入食盐增加 2 克，则收缩压和舒张压分别升高 2.0 毫米汞柱及 1.2 毫米汞柱。食盐过多为什么会诱发高血压呢？可以解释如下：

第一，食盐的主要成分是氯化钠，钠离子和氯离子都存在于细胞外液中，钾离子存在于细胞内液中，正常情况下可维持平衡。当钠和氯离子增多时，由于渗透压的改变，引起细胞外液增多，使钠和水潴留，细胞间液和血容量增多，可使血压升高。

第二，细胞外液中钠增多，细胞内外钠离子浓度梯度加大，则细胞内钠离子也增多，随之出现细胞肿胀。小动脉壁平滑肌细胞肿胀后，一方面可使血管狭窄，外周阻力增加；另一方面也可使小动脉壁对缩血管物质（如肾上腺素、去甲肾上腺素）的反应性增加，引起小动脉痉挛，使全身各处细小动脉阻力增加，血压升高。如果食盐过多，会造成体内钠的滞留，导致血管平滑肌肿胀，管腔变细，血流阻力增加，加重心脏和肾脏的负担，进一步引起排钠障碍，从而使血压升高。

研究表明，正常成人对钠的生理需要量仅为 0.2 克，相当于 0.5 克食盐，而我国人群的每天食盐摄入量高达 15 克，远远超过了人体的生理需要量。很多人体实验证实，如食用低盐饮食后，人群高血压和脑卒中的发病率和病死率有明显下降。目前世界卫生组织已经把限制钠盐摄入作为高血压一级预防的重要措施之一。建议每人每日食盐量不超过 6 克（包括膳食中各种食物所含的钠折合成食盐）或酱油 15 毫升。

3. 为什么吸烟的人容易得高血压

吸烟是高血压、冠心病最显著的危险因素。近年来的统计发现：高血压的发病率在吸烟者和不吸烟者之间有相当大的差别。高血压患者，特别是舒张压高和有高血脂的人，因为吸烟增加冠状动脉硬化，而引起严重的高血压症状及并发症；已经得了高血压的患者，发生恶性高血压的危险性是不吸烟患者的四倍。据统计，吸烟2支10分钟后，肾上腺素和去甲肾上腺素的分泌增加，心跳加快，收缩压和舒张压均升高。吸烟为什么会引起血压升高呢？

目前认为主要是因为烟雾中的有害物质，尤其是剧毒物质尼古丁所引起。有害物质对神经系统的麻痹作用，使大脑皮层的正常生理功能失去平衡，自主神经系统发生紊乱，直接刺激或通过交感神经系统使心率加快、血管收缩及血压升高；有害物质还可造成血管内皮细胞的损伤，一方面促进或加重动脉粥样硬化，另一方面被损伤的血管内皮细胞释放缩血管物质，而使血压升高。研究资料证明，有吸烟习惯的高血压患者，对降压药物的敏感性降低，以至不得不加大用药的剂量。吸烟对血脂代谢也有影响，可使血中胆固醇、低密度脂蛋白升高，高密度脂蛋白下降，因此动脉粥样硬化的进程加快，容易发生急进性高血压、脑出血、冠心病、心肌梗死等。因此，奉劝有吸烟嗜好者，特别是高血压患者应戒掉吸烟这一不良习惯。

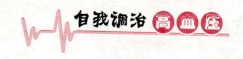

4. 为什么饮酒的人容易得高血压

大量饮酒也能引起高血压,而且饮酒量与血压水平呈正相关。据专家估计,高血压患者中5%～10%是由饮酒引起。国外有研究酒的消费量与高血压的关系。饮酒每日超过30毫升（相当600毫升啤酒、200毫升葡萄酒或75毫升标准威士忌）,其收缩压增高4毫米汞柱,舒张压可增高2毫米汞柱,并可使冠心病、中风的发病率和死亡率升高。饮酒为什么会使血压升高呢?

这是因为饮酒可使糖皮质激素和儿茶酚胺水平升高,影响细胞膜的稳定性,造成细胞内钙浓度增高而引起血压升高。此外,饮酒还可增加降压药物的抗药性。另据研究发现,长期大量饮酒还会造成心肌细胞损害,使心脏扩大而发展为心肌病；还可诱发酒精性肝硬化,并加速动脉粥样硬化。因此,已有高血压或其他心血管疾病的患者一定要忌酒。不过,中医认为,少量饮食可扩张血管、活血通脉、助药力、增食欲、消疲劳。同时,一些针对病症的药酒可以少量饮用,特别是中风后遗症和冠心病患者,但应控制在最低限度。已有饮酒习惯的成年人,应限制饮酒量,每天饮白酒量最好不超过50克。

5. 为什么缺乏运动的人容易得高血压

缺乏运动的人容易发生高血压,这是为什么呢?大量研究表明,适量运动可降低血压。因运动可改善内分泌系统的调节功能，促进脂肪代谢。运动时可降低血中胰岛素水平而使脂肪的分解加强，存积减少，运动还可增强体内肾上腺素与去甲肾上腺素等脂解激素的活性，从而加强甘油三酯的水解。运动可作用于大脑皮质和皮质下血管运动中枢，使血压下降；调节自主神经功能，降低交感神经的兴奋性，提高迷走神经的兴奋性，缓解小动脉的痉挛；另外，通过放松运动可改善紧张、焦虑等不良情绪，调整精神状态，而使血压减少波动，趋于稳定。增强心肺功能，有利于血压平稳。中老年人应选择有氧运动，如步行、快走、慢跑、骑自行车、爬山、体操、太极拳、气功等。运动强度指标可用运动时最大心率达到170减去年龄。运动频率一般每周3~5次，每次持续20~60分钟即可。对有明显心血管病者，不宜清晨运动（清晨起床交感神经兴奋、心率加快、血黏度高，是心脑血管病意外的好发时间），在下午4点至晚上8点运动比较适宜。

　　高血压患者在锻炼时应注意以下几点：①运动疗法只适于轻、中度高血压患者，重度高血压患者在血压没得到有效控制时不宜做运动，以免发生严重并发症。②具体运动方式可根据个人条件选择，运动强度、时间和频率也应因人而异，量力而行，以运动后不感到明显疲劳为度。③运动一定要循序渐进，运动量逐渐加大，而不要一开始即达预定量。④运动贵在坚持，一定要持之以恒，长期锻炼，才能获得预期的疗效。

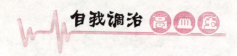

6. 为什么精神紧张的人容易得高血压

心理因素对高血压的致病作用不容忽视。为什么精神紧张的人容易引起高血压升高呢？主要解释如下：

精神因素可以直接影响中枢神经的功能和机体内分泌的调节功能。当人体受到突然的精神刺激，中枢神经系统就会分泌肾上腺素类的物质，使全身的血液重新分布。这时皮肤和四肢的血管收缩，以减少这些部位的血液供应，增加心脏和骨骼肌的血液供应，为应对应激状态下重要脏器的血液供应，血压就会升高。当精神刺激消除后，人体即恢复原来正常的状态。当人体长期处于精神紧张状态时，正常的血液循环被打破，而异常血液循环的长期存在，导致血压的持续升高。

调查发现从事紧张度高的职业，如司机、售票员易发生高血压。高血压病在从事注意力高度集中、精神紧张的工作，又缺少体力活动者中容易发生。社会因素包括社会结构、不同的经济条件、职业分工和各种社会生活事件等。心理因素包括各种不良的心理应激如经常性情绪紧张、各种负性情绪（焦虑、恐惧、愤怒、抑郁等）以及 A 性格特征等。因此，适当减压，保持良好的心态，高血压就会远离您。

7. 为什么超重和肥胖的人容易得高血压

无论在发达国家还是落后国家，不论是在高血压人群中还是在血压正常的人群中，均有体重与血压呈比例的特点。也就是说，肥胖的人，他的血压会比正常人高一些。对于儿童和青年人的调查结果显示：体重超标有发生高血压的可能；儿童时期的肥胖可能引起成年后高血压发生。体重超标是患高血压的独立危险因素，体重每增加12.5公斤，收缩压可升高10毫米汞柱，舒张压升高7毫米汞柱。体重增加与血压增高密切相关，尤其是人体躯干或腹部脂肪的堆积与高血压、高脂血症和糖尿病密切相关。据资料统计，肥胖人的高血压发病率是体重正常者的2~6倍。

人体是否肥胖，其计算方法有两种：

（1）国际标准：1997年世界卫生组织召开的肥胖问题专家会议上通过了一个测量体重过重和肥胖的国际标准，以"身体块头指数"或"体质指数"或"体重指数（BMI）"来衡量，即 人体体重（千克，kg）/人体身高的平方（米^2，m^2）。BMI：19~24 kg/m^2 为体重正常；BMI≥24 kg/m^2 为体重过重；BMI：25~28 kg/m^2 为预肥胖；BMI≥28 kg/m^2 为肥胖。

（2）简便方法：正常体重（公斤）= 身高（厘米）- 105，超过10%为超重；超过20%为肥胖。由于肥胖人过多的脂肪多在身体的上半部沉积（内脏和腹部）也可粗略将女性腰围≥85厘米、男性腰围≥98厘米定为肥胖。高血压患者应控制体重，保持体质指数在24（kg/m^2）以下。减重的方法一方面是减少总热量的摄入，强调少脂肪并限制过多碳水化合物的摄入，另一方面则需增加体育锻炼，以增加消耗。减重10kg，可使收缩压下降5~20毫米汞柱。

在现代社会，人类体力的付出越来越少，加之生活水平的提高，人们普遍吃得好，活动少，致使肥胖人数猛增。如果您已有发生肥胖的趋势，为了您的健康，请增加运动，控制体重。

8. 为什么有高血压家族史的人容易得高血压

高血压患者中绝大多数属于原发性高血压，它的病因很复杂，许多研究表明，遗传因素是高血压的重要因素。同样的环境，高血压患者的子女其高血压的发病率远高于无高血压者的子女。许多临床调查资料表明，高血压是多基因遗传病，高血压患者中有家族病史的约占60%以上。父母没有高血压，其子女高血压的患病率为17.6%；父母一方患有高血压，其子女高血压患病率为25.8%，是无高血压家族的1.5倍；父母双方均有高血压者，其子女高血压的患病率为48.4%，是高血压家族的2~3倍。所以说遗传因素是高血压的重要因素之一。

9. 为什么糖尿病患者容易得高血压

流行病学调查表明：糖尿病患者高血压的发生率明显高于非糖尿病患者，大约高40%~80%。糖尿病患者为什么容易发生高血压呢？原因主要有以下几方面：

（1）糖尿病患者与高血压患者一样伴有胰岛素抵抗和

高胰岛素血症。高胰岛素血症可促进肾脏对钠的重吸收,导致钠潴留,使血容量增多。

(2) 糖尿病患者与高血压患者一样常伴有肥胖,且多为中央型肥胖(腰臀比值增高),而肥胖者多有胰岛素抵抗和高胰岛素血症。

(3) 糖尿病患者高胰岛素血症影响钠-钾-ATP酶和钙-ATP酶的活性,使细胞内钙增加,引起血管平滑肌收缩。

(4) 糖尿病患者容易发生脂代谢紊乱而导致小动脉硬化,使外周阻力增加。

以上原因,均使得糖尿病患者容易发生高血压。因此,糖尿病患者应该饮食清淡,经常测量血压,以防发生高血压。

三、高血压的严重危害

1. 高血压患者常有哪些表现

高血压患者的病情是复杂多变的,不同类型的高血压、同一类型不同时期、同一时期不同的患者,其表现不相同。早期多无症状或症状不明显,偶于体格检查或由于其他原因测血压时发现。其症状与血压升高程度并无一致的关系,这可能与高级神经功能失调有关。有些人血压不太高,症状却很多,而另一些患者血压虽然很高,但症状不明显,常见的症状有：

（1）头晕：为高血压病患者最多见的症状。有些是一过性的，常在突然下蹲或起立时出现，有些是持续性的。头晕是患者的主要痛苦所在，其头部有持续性的沉闷不适感，严重的妨碍思考、影响工作，对周围事物失去兴趣。

（2）头痛：亦是高血压病患者常见症状，多为持续性钝痛或搏动性胀痛，甚至有炸裂样剧痛。常在早晨睡醒时发生、起床活动及饭后逐渐减轻。疼痛部位多在额部两旁的太阳穴和后脑勺。

（3）烦躁、心悸、失眠、耳鸣：高血压病患者性情多较急躁，遇事敏感，易激动。心悸、失眠、耳鸣较常见，失眠多为入睡困难或早醒、睡眠不实、噩梦纷纭、易惊醒，这与大脑皮层功能紊乱及自主神经功能失调有关。

（4）注意力不集中，记忆力减退：早期多不明显，但随着病情发展而逐渐加重。因颇令人苦恼，故常成为促使患者就诊的原因之一，表现为注意力容易分散，近期记忆减退，常很难记住近期的事情，而对过去的事如童年时代的事情却记忆犹新。

（5）肢体麻木：常见手指、足趾麻木或皮肤如蚁行感或项背肌肉紧张、酸痛。部分患者常感手指不灵活。一般经过适当治疗后可以好转，但若肢体麻木较顽固，持续时间长，而且固定出现于某一肢体，并伴有肢体乏力、抽筋、跳痛时，应及时到医院就诊，预防中风发生。

(6) 恶心、呕吐：当出现高血压危象或动脉供血不足时，会感到天旋地转、恶心呕吐等。

(7) 出血：较少见。由于高血压可致动脉脑硬化，使血管弹性减退，脆性增加，故容易破裂出血。其中以鼻出血多见，其次是结膜出血、眼底出血、脑出血等，据统计，在大量鼻出血的患者中，大约80%为高血压患者。

2. 高血压有哪些危害

随着人们生活水平的逐步提高，心脑血管疾病已取代传染病成为危害人类健康的第一号杀手。而高血压是心脑血管疾病的第一诱因。高血压的真正危害在于它能够损害心脏、肾脏、脑、眼底等重要脏器，导致动脉粥样硬化、心绞痛、心肌梗死、肾衰竭、脑中风、视网膜水肿、渗出和出血等并发症，致残率、死亡率高。

高血压这些并发症的发生，与血压的水平密切相关。因此，高血压患者控制血压至关重要。

3. 高血压对心脏有哪些损害

心脏损害主要包括左心室肥厚、冠状动脉粥样硬化性心脏病和心力衰竭等。高血压病时心脏最主要的病理变化发生在左心室。早期左心室出现向心性肥厚，长期的病变可导致心肌出现退行性变，心肌细胞萎缩，间质纤维化，这时左心室可扩大。随着病情的发展，心脏功能由代偿转为失代偿时可出现左心衰竭，反复的左心衰竭可使肺静脉瘀血，肺动脉压上升，最终影响右心功能出现全心衰竭。血压长期升高增加了左心的负担，左心室因代偿而逐渐肥厚、扩张，形成了高血压性心脏病。高血压时心脏最先受影响的是左室舒张期功能，但此时患者可无明显的临床症状。出现临床症状的高血压性心脏病多出现在高血压病起病数年至十余年之后。在心脏功能代偿期，除有时感到心悸外，其他心脏方面的症状可不明显。代偿功能失调时，则可出现左心衰竭的表现。开始时在体力劳累、饱食和说话过多时发生气喘、心悸、咳嗽，以后呈阵发性的发作，常在夜间发生，并可有痰中带血等，严重时或血压骤然升高时可发生肺水肿。反复或持续的左心衰竭，可影响右心室功能而发展为全心衰竭，出现尿少、水肿等症状。

4. 高血压对脑有哪些损害

脑血管的病变和全身小动脉一样，但由于脑血管结构较薄弱，在发生硬化后更为脆弱，易在血压波动时出现痉挛，继而破裂致脑出血，小动脉破裂常发生在内囊和基底节处。另外，小动脉硬化易导致脑血栓形成而发生脑梗死。高血压时如伴有大脑中动脉粥样硬化时，可加重脑组织缺血。颅内外动脉血管内壁的粥样硬化斑块脱落也可造成脑栓塞。

头痛、头晕和头胀是高血压病常见的神经系统症状，也可有头部沉重或颈项板紧感。高血压直接引起的头痛多发生在早晨，位于前额、枕部或颞部，造成这些症状原因可能是颅外颈动脉系统血管扩张，其脉搏振幅增高所致。这些患者舒张压多很高，经降压药物治疗后头痛可减轻。高血压引起的头晕可为暂时性或持续性，伴有眩晕者较少，与内耳迷路血管性障碍有关，经降压药物治疗后也可减轻，但要注意有时血压下降过快也可引起头晕。

高血压时并发的脑血管病统称为脑血管意外，亦称脑卒中，俗称"中风"。可分为两大类，即缺血性脑卒中和出血性脑卒中。

5. 高血压对肾有哪些损害

高血压对于肾脏的损害，要经过一段相当长的时间才可能出现症状。在轻、中度高血压的患者中，早期高血压，肾脏的形态和功能并没有改变。一般 5～10 年后才会出现部分肾小动脉的硬化、狭窄，由于肾脏的代偿能力很强，所以，患者最先出现症状是夜尿增多，尿液的检查可以见到红细胞、蛋白尿和管型。

随着病情的不断发展，肾脏本身的结构和功能会出现很大的变化，如患者自觉多尿、口渴；多饮后，出现尿量减少、全身水肿、肾脏萎缩，血液中非蛋白氮、肌酐、尿素氮增高等；严重影响肾脏的排泄功能，体内代谢废物就会积聚在身体中，引起尿毒症，这样的肾脏损害是不可逆的。可见高血压对肾脏的危害是很大的，所以必须预防和

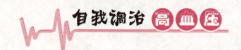

控制高血压,才能保证肾脏有良好的功能。

6. 高血压对眼底有哪些损害

血压的变化对于人体的视网膜和血管可以产生很大的影响。早期高血压,患者的眼底没有改变,是正常的。当血压升高到一定程度时,视网膜动脉由于功能性的收缩而出现痉挛,血压继续上升,视网膜动脉长期处于痉挛状态,造成缺血、缺氧,而导致动脉硬化;再发展下去,视网膜动脉硬化就更加明显,则出现视网膜管壁的通透性增强,可以形成白斑(也叫软性渗出);如果血压还继续升高,血浆中的红细胞就会渗出,从而造成视网膜水肿、渗出和出血。这就是高血压所造成的视网膜病变。长期的高血压,类脂质就会沉积在视网膜外,于是眼底就出现小黄点(也叫硬性渗出)。最严重时,会出现视神经盘水肿。

7. 什么是高血压危象

高血压危象是一种致命性的临床综合征。它是在各型高血压的基础上,由于某种因素的刺激使周围小动脉发生暂时性强烈痉挛,引起血压进一步急剧升高而出现的一系列血管的加压危象的特殊临床表现。危象发作时,患者血压显著升高,一般收缩压超过 200 毫米汞柱,舒张压超过 110 毫米汞柱,病情凶险,如不及时抢救,可导致死亡。近年来,由于采用有效的药物和综合治疗措施,病死率有所下降,但仍达 25%。

8. 什么是高血压脑病

高血压脑病是发生在高血压过程中的一种特殊的临床现象，可以把它看作是发生在脑部的高血压危象。它是在血压极度升高的情况下，脑部小动脉发生强烈持续性痉挛收缩，使脑循环发生急剧障碍而产生的一种临床综合征。临床上主要是颅内压增高和局灶神经功能缺失的表现，包括头痛、恶心、呕吐、视力模糊、抽搐、意识障碍甚至昏迷；也可出现暂时性偏瘫，半身感觉障碍、失语等表现。测血压时发现收缩压和舒张压显著升高，但以舒张压升高更明显，眼底检查可见视神经盘水肿。脑脊液检查可见脑脊液压力升高，蛋白含量升高。

9. 什么是高血压急症

高血压急症是指原发性或继发性高血压患者，在某些诱因作用下，血压突然升高（一般超过180/120毫米汞柱），同时伴有进行性心、脑、肾等重要靶器官功能不全的表现。高血压急症包括高血压脑病、颅内出血（脑出血和蛛网膜下腔出血）、脑梗死、急性左心衰竭、急性冠状动脉综合征、主动脉夹层动脉瘤等。

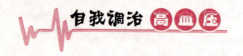

第二章 自己识体质

一、体质基本知识

1. 什么是中医体质

体质是个体在生命过程中,在先天遗传和后天获得的基础上表现出的形态结构、生理机能和心理状态方面综合的、相对稳定的特质。这种特质反映在生命过程中对自然、社会环境的适应能力和对疾病的抵抗能力,对某些致病因素的易罹性及发病的倾向性等方面。体质现象是人类生命现象的一种重要表现形式,它具有个体差异性、群类趋同性(群类性)、相对稳定性和动态可变性等特点。辨识人们的体质类型,对指导人的养生,疾病的预防、诊治、康复等方面具有重要的作用。

2. 人体的体质是如何形成的

体质形成受先天遗传因素和后天环境因素的双重影响。

(1)先天因素:即先天禀赋,其为遗传基础,对体质的形成起主要作用。是指出生以前在母体内所禀受的一切,包括父母生殖之精的质量,父母血缘关系所赋予的遗传性,父母生育的年龄,以及在母体内的孕育过程。先天禀赋是体质形成的基础,是人体体质强弱的前提条件。国内许多医家引进现代生物科学技术,对中医体质学说与人类白细胞抗原(HLA)基因的相关性进行了研究。HLA系统的多态性与连锁不平衡现象等主要特征与中医体质学说之间有很多共性。HLA以单倍型为单位将亲代的遗传特征传给子代,反映了体质的先天遗传特征和稳定性,而HLA的连锁不平衡现象则反映了后天获得性特征和体质可变性。HLA系统极其复杂的多态性对应着个体体质存在的如此众多的差异,而HLA抗原频率和基因频率还受地理环境等因素的影响,与中医体质学说的环境制约论是相一致的,证实中医体质具有先天遗传性。

(2)后天因素:主要有饮食因素、生活起居、疾病因素、情志因素、体育锻炼、社会因素、地理环境、劳动、药物等。饮食因素对体质形成的作用尤其重要。

饮食结构和营养状况对体质有明显的影响。每种食物各有不同的成分或性味特点,而人的五脏六腑,也各有所好。脏腑的精气阴阳,需五味阴阳和合而生。长期的饮食习惯和固定的膳食品种,可导致体内某些成分的增减等变化从而影响体质。如饮食不足,影响精气血津液的化生,可使体质虚弱;饮食偏嗜,使体内某种物质缺乏或过多,可引起人体脏气偏盛或偏衰,形成有偏颇趋向的体质。如嗜食肥甘厚味食物可助湿生痰，形成湿痰体质；嗜食辛辣食物则易化火灼津，形成阴虚火旺体质；过食咸食物则胜血伤心，形成心气虚弱体质；过食生冷寒凉食物会损伤脾胃，产生脾气虚弱体质；饮食无度，久则损伤脾胃，可形成气虚体质；贪恋醇酒佳酿，湿热在中，易伤肝脾。饮食习惯与五味偏嗜与体质有明显的相关性。因此，饮食对体质的变化起着重要的作用。

3. 体质与证型有何关系

体质与证既有本质的差别，又有密切的联系。体质现象是个体在生命过程中所表现出来的属于他自己的，区别于他人的独特的生理及病理表现。"证"是机体在疾病发展过程中的某一阶段多方面的病理性概括，其多方面的病理特性包括病因、病位性质、程度、邪正盛衰及阴阳属性等。体质主要是在遗传基础上，在缓慢的、潜在的环境因素作用下，在生长发育和衰老过程中渐进性地形成的个体特殊性。虽然体质可以改变，但其变化过程是比较缓慢的。证则不然，它主要是在明显的、特定的、相对而言比较急剧的致病因素作用于体质以后形成的临床类型。体质是在机体未病的状态时即有表现，而证候是机体发病时的阶段性表现。体质因素决定着疾病的发生和证型，决定证的转归和疾病的预后。同一致病因素或同一种疾病，由于患者体质的差异，其临床表现、临床证型就各不相同；不同疾病，由于患者体质相同，其临床表现、临床证型亦大致相同。体质因素对证候的形成、发展与演变密不可分，体质是"同病异证"、"异病同证"的理论基础。证的背后或多或少体现着个体的体质特点。体质的差异导致病证的多样性，病因相同，体质不同，证亦不同；疾病相同，体质不同，证亦不同；疾病不同，体质相同，证亦相同。因而在证候诊断中，应"据质求因，据质定性，据质明位，据质审势"。体质是"证"形成的决定因素，辨证时只有掌握患者的体质特点，才能抓住疾病的本质。治病求本，体质为本，病证为标。因此，"体质类型"是"证型"的基础，辨质论治是辨证论治的深化。

4. 中医体质是如何分型的

古今有大量的文献有关中医体质分型的记载，分类方法众多。中医对体质的分类起源于秦汉时期，《内经》奠定了体质分类的基础，主要有阴阳分类法、五行分类法、形态分类法和心理分类法等。历代医家对体质分类也进行了不断地探索，目前一致公认的是王琦的体质九分法。

所谓九分法即将人体的体质类型分为九种，即正常质、阴虚质、阳虚质、痰湿质、湿热质、气虚质、瘀血质、气郁质和特禀质。

5. 中医对高血压的病因是怎样认识的

高血压病是现代医学的病名，在中医学中并无高血压，但可见于"头痛"、"眩晕"、"肝风"、"肝阳上亢"、"失眠"等证。若高血压病情进展,出现内脏器官损害时,可见于"心悸"、"怔忡"、"胸痹"、"水肿"、"中风"等证。中医根据高血压的病理发生、发展的不同阶段,运用"审证求因"的方法来分析高血压所反映出来的"证候",发现高血压的病因有以下几方面。

(1) 情志失调。七情包括喜、怒、忧、思、悲、恐、惊,其中以怒、忧对高血压影响最大。

(2) 饮食不节。中医理论关于饮食不节与高血压病的关系,主要包括以下三个方面内容。第一:长期恣食肥甘厚味,能损伤脾胃,使脾胃运化失健,胃不主降,脾不主升,中轴枢机失利,致使膏粱厚味之品,变成脂浊、痰湿。湿浊日久化热,热灼津液成痰,痰浊阻塞经络,使清阳不升,浊阴不降,气机失常,清窍失养或痰热上蒙清窍而诱发高血压。第二:嗜食烟酒。第三:过食咸盐。盐为咸苦而涩之品,苦入心,咸走血入肾,长期食服咸盐,损害心、肾,殃及血脉,且苦易化燥,耗伤阴血。

(3) 内伤虚损。先天不足,后天失调,体质素弱,发育不良,色欲过度而伤肾精,使肝阳偏亢。

6. 中医认为高血压病的发病机制是什么

中医理论认为,高血压病患者的基本病理变化,不外乎虚实两大类。虚者为髓海不足,或气血亏虚,清窍失养;实者为风、火、痰、瘀扰乱清空，清空即脑。中医专家方和谦认为眩晕的病机可概括为"风、火、痰、虚、瘀"五个字。

（1）"风"：有"外风"和"内风"之分，前者是致病因素，"六邪"之一；后者是由于气血津液、脏腑等生理机能失调所引起的综合性病机变化，与高血压发病密切。"内风"的形成原因有二，一是情志所伤，长期精神紧张、焦虑不安，耗伤肝肾之阴，以致阴虚阳亢，亢而化风；二是中老年人肾渐衰，肾阴亏虚，水不涵木，肝阳上亢而化风。因"内风"与肝的关系密切，故又称"肝风"。

（2）"火"：有"肝火"、"痰火"和"虚火"之分。肝火上炎多因情志不遂，肝郁化火，循肝经分布，上达头、目、耳、胁等部位，表现出实火炽盛的症状；痰火上蒙多因嗜食肥甘，生湿成痰，痰阻气机，郁而化火，痰随火动，上蒙清窍。"肝火"、"痰火"为"实火"。"虚火"多因禀赋不足、劳倦过度、年老肾衰、久病失养等，导致肾阴不足、虚火上越。

（3）"痰"：是一种病理产物，也是致病因素，中医将痰分为有形之痰和无形之痰。有形之痰源于脾，贮于肺，经呼吸道排出体外；无形之痰是停滞在脏腑经络等组织中未被排出的痰液，高血压病与无形之痰关系密切。痰的产生可因饮食不节，过食肥甘厚味，损伤脾胃，或忧思、劳倦伤脾，以致脾虚健运失职，水湿内停，积聚成痰；或肝气郁结，气郁湿滞而生痰。痰阻经络，或兼内生之风火作祟，则表现头痛、眩晕。

（4）"虚"："本虚标实"是大多数高血压患者的病理演变过程，"本虚"在先，"标实"在后。病位在肝，病本在肾。肾阴为人体阴液之根本，肾虚即"本虚"；根据阴阳对立制约和互根互用原理，阴虚不能敛阳，表现出阳亢无制的现象，阳亢主要指肝阳上亢，而产生头痛、面红耳赤、大便干结、舌红苔少等实证表现。肝阳上亢即为"标实"。肝肾阴阳失调，气血逆乱是病机的关键。

（5）"瘀"：是病理过程中出现的一种症状，也是加重疾病的因素，高血压病主要与痰瘀、血瘀有关。痰瘀是因形体肥胖，久坐久卧，嗜食肥甘厚味，脾失健运，聚湿生痰，痰必致瘀；血瘀是因气滞、气虚不能推动血液的正常运行，或寒邪客于血脉，血寒则凝滞，滞而不畅即成瘀。本病病初在经，久病入血，高血压病后期，阴虚不运或痰阻脉络，致气血瘀阻，或阻于心脏，或阻于脑络，或阻于肾脉，根据瘀阻的部位或脏腑不同，而产生不同的证候。阴虚易致血瘀是高血压形成中不容忽视的病理特征，肝肾阴虚，精血化源涸竭，血行严重瘀阻；阴伤易生虚热，虚热灼津，易致热瘀。

7. 体质与高血压有何关系

很多学者对高血压患者进行了体质流行病学调查，结果显示：阴虚质为 13.9% ~ 51.1%、痰湿质 10.9% ~

31.3%、阳虚质3.1%~14.6%。从以上数据可以说明，阴虚质、痰湿质、阳虚质是高血压患者的主要体质类型。

8. 如何进行体质判断

不同的个体体质类型不同，根据人体的形态特征如人体的形体、头面形色、肤色、目、鼻、口、四肢、舌象、脉象等，心理特征、常见表现、发病倾向，以及对外界的适应能力可作出体质类型的判断。

北京中医药大学王琦教授研制了《中医体质分类判定》量表，共有60个条目，每个体质类型7或8个条目。经预调查和全国大样本调查均显示了较好的信度和效度。

二、辨识自己的体质类型

1. 平和质的表现及保健原则如何

（1）定义：强健壮实的体质状态，表现为体态适中，面色红润，精力充沛状态。

（2）体质特征

①形体特征：体形匀称健壮。

②常见表现：面色、肤色润泽，头发稠密有光泽，目光有神，鼻色明润，嗅觉通利，口和，唇色红润，不易疲劳，精力充沛，耐受寒热，睡眠良好，胃纳佳，二便正常，舌色淡红，苔薄白，脉和有神。

③心理特征：性格随和开朗。

④发病倾向：平素患病较少。

⑤对外界环境适应能力：对自然环境和社会环境适应能力较强。

（3）量表测试

量表：平和质

请根据近一年的体验和感觉，回答以下问题	没有根本无	很少有一点	有时有些	经常相当	总是非常
（1）您体力充沛吗？	1	2	3	4	5
（2）您容易疲乏吗？*	1	2	3	4	5
（3）您说话声音低弱无力吗？*	1	2	3	4	5
（4）您感觉胸闷不乐，情绪低沉吗？*	1	2	3	4	5
（5）您比一般人耐受不了寒冷（冬天是寒冷，夏天的冷空调、电扇等）吗？*	1	2	3	4	5
（6）您能适应外界自然和社会环境变化吗？	1	2	3	4	5
（7）您容易失眠吗？*	1	2	3	4	5
（8）您容易忘事（健忘）吗？*	1	2	3	4	5

判断结果：□是　　□基本是　　□否

注：标有*的条目须逆向计分，再用公式转化

①计分方法：正项计分条目分别为1、2、3、4、5分，逆向计分条目分别为5、4、3、2、1分。原始分＝每个问题所得原始分相加总和；转化分＝［（原始分－题目数）/（题目数×4）］×100，即：［（原始分－8）/32］×100所得的转化分会是在0～100之间，由转化分判定是否为该

体质。

②结果判断：转化分≥40分，为该体质类型；转化分30~39分为倾向是；转化分<30分可否认该体质类型。

您可根据自己的表现，通过体质特征的对照及量表的测试，对自己的体质类型作判断。

（4）保健原则：顺应四时而养生，保持饮食营养平衡。

2. 阴虚质的表现及保健原则如何

（1）定义：由于体内津液精血等阴液亏少，以阴虚内热为主要特征的体质状态。

（2）体质特征

①形体特征：体形瘦长。

②常见表现：手足心热，平素易口燥咽干，鼻微干，口渴喜冷饮，大便干燥，舌红少津少苔。面色潮红，有烘热感，目干涩，视物花，唇红微干，皮肤偏干，易生皱纹，眩晕耳鸣，睡眠差，小便短涩，脉象细弦或数。

③心理特征：性情急躁，外向好动，活泼。

④发病倾向：平素易患有阴亏燥热的疾病。

⑤对外界环境的适应能力：平素不耐热邪，耐冬不耐夏，不耐受燥邪。

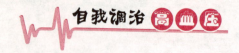

（3）量表测试

量表：阴虚质

请根据近一年的体验和感觉，回答以下问题	没有根本无	很少有一点	有时有些	经常相当	总是非常
（1）您感到脚心发热吗？	1	2	3	4	5
（2）您感觉身体、脸上发热吗？	1	2	3	4	5
（3）您皮肤或口唇干吗？	1	2	3	4	5
（4）您口唇的颜色比一般人红吗？	1	2	3	4	5
（5）您容易便秘或大便干燥吗？	1	2	3	4	5
（6）您面部两颊潮红或偏红吗？	1	2	3	4	5
（7）您感到眼睛干涩吗？	1	2	3	4	5
（8）您感到口干咽燥，总想喝水吗？	1	2	3	4	5
判断结果：□是　　□倾向是　　□否					

①计分方法：正项条目计分分别为1、2、3、4、5分。原始分＝每个问题所得原始分相加总和；转化分＝[（原始分－题目数）/（题目数×4）]×100，即：[（原始分－8）/32]×100所得的转化分会是在0～100之间，由转化分判定是否为该体质。

②结果判断：转化分≥40分，为是该体质类型；转化分30～39分为倾向是；转化分＜30分可否认该体质类型。

您可根据自己的表现，通过体质特征的对照及量表的测试，对自己的体质类型作判断。

（4）保健原则：重在滋阴降火，镇静安神。

3. 阳虚质的表现及保健原则如何

（1）定义：由于阳气不足、以虚寒现象为主要特征的体质状态。

（2）体质特征

①形体特征：多形体白胖，肌肉不壮。

②常见表现：平素畏寒，手足不温，喜热饮食，精神不振，睡眠偏多，舌淡胖嫩边有齿痕、苔润，脉象沉迟而弱。面色柔白，目胞晦暗，口唇色淡，毛发易落，易出汗，大便溏薄，小便清长。

③心理特征：性格多沉静、内向。

④发病倾向：发病多为寒证，或易从寒化，易病痰饮、肿胀、泄泻、阳痿。

⑤对外界环境的适应能力：不耐受寒邪、耐夏不耐冬；易感湿邪。

（3）量表测试

量表：阳虚质

请根据近一年的体验和感觉，回答以下问题	没有根本无	很少有一点	有时有些	经常相当	总是非常
（1）您手脚发凉吗？	1	2	3	4	5
（2）您胃脘部、背部、腰膝部怕冷吗？*	1	2	3	4	5
（3）您感到怕冷，衣服比别人穿得多吗？*	1	2	3	4	5

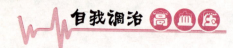

续表

请根据近一年的体验和感觉，回答以下问题	没有根本无	很少有一点	有时有些	经常相当	总是非常
（4）您冬天更怕冷，夏天不喜欢冷空调、电扇等吗？*	1	2	3	4	5
（5）您比别人更容易患感冒吗？*	1	2	3	4	5
（6）您吃（喝）凉的东西会感到不舒服或者怕吃（喝）凉的东西吗？	1	2	3	4	5
（7）您受凉或吃（喝）凉的东西后，容易腹泻拉肚子吗？*	1	2	3	4	5

判断结果：□是　　□倾向是　　□否

①计分方法：正项条目计分分别为1、2、3、4、5分，逆向计分条目分别为5、4、3、2、1分。原始分＝每个问题所得原始分相加总和；转化分＝［（原始分－题目数）／（题目数×4）］×100，即：［（原始分－7）／28］×100所得的转化分会是在0～100之间，由转化分判定是否为该体质。

②结果判断：转化分≥40分，为是该体质类型；转化分30～39分为倾向是；转化分＜30分可否认该体质类型。

您可根据自己的表现，通过体质特征的对照及量表的测试，对自己的体质类型作判断。

（4）保健原则：重在扶阳固本、防寒保暖。

4. 痰湿质的表现及保健原则如何

（1）定义：由于水液内停而痰湿凝聚，以黏滞重浊为主要特征的体质状态。

（2）体质特征

①形体特征：体形肥胖、腹部肥满松软。

②常见表现：面部皮肤油脂较多，多汗且黏，胸闷，痰多。面色淡黄而暗，眼胞微浮，容易困倦，平素舌体胖大，舌苔白腻，口黏腻或甜，身重不爽，脉滑，喜食肥甘甜黏，大便正常或不实，小便不多或微混。

③心理特征：性格偏温和稳重恭谦、和达、多善于忍耐。

④发病倾向：易患消渴、中风、胸痹等病症。

⑤对外界环境的适应能力：对梅雨季节及湿环境适应能力差。

（3）量表测试

量表：痰湿型

请根据近一年的体验和感觉，回答以下问题	没有根本无	很少有一点	有时有些	经常相当	总是非常
（1）您感到胸闷或腹部胀满吗？	1	2	3	4	5
（2）您感觉身体沉重不轻松或不爽快吗？	1	2	3	4	5
（3）您腹部肥满松软吗？	1	2	3	4	5
（4）您有额部油脂分泌多的现象吗？	1	2	3	4	5
（5）您上眼睑比别人肿（上眼睑有轻微隆起的现象）吗？	1	2	3	4	5
（6）您嘴里有黏黏的感觉吗？	1	2	3	4	5

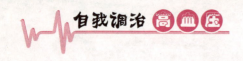

续表

请根据近一年的体验和感觉，回答以下问题	没有根本无	很少有一点	有时有些	经常相当	总是非常
（7）您平时痰多，特别是感到咽喉部总有痰堵着吗？	1	2	3	4	5
（8）您舌苔厚腻或有舌苔厚厚的感觉吗？	1	2	3	4	5

判断结果：□是　　□倾向是　　□否

①计分方法：正项条目计分分别为1、2、3、4、5分，逆向计分条目分别为5、4、3、2、1分。原始分＝每个问题所得原始分相加总和；转化分＝［（原始分－题目数）／（题目数×4）］×100，即：［（原始分－8）/32］×100所得的转化分会是在0～100之间，由转化分判定是否为该体质。

②结果判断：转化分≥40分，为是该体质类型；转化分30～39分为倾向是；转化分＜30分可否认该体质类型。

您可根据自己的表现，通过体质特征的对照及量表的测试，对自己的体质类型作判断。

（4）保健原则：重在祛湿痰，畅达气血。

5. 气虚质的表现及保健原则如何

（1）定义：由于元气不足，以气息低弱、机体、脏腑功能状态低下为主要特征的一种体质状态。

（2）体质特征

①形体特征：肌肉不健壮。

②常见表现：平素语音低怯，气短懒言，肢体容易疲乏，精神不振，易出汗，舌淡红，舌体胖大、边有齿痕，脉象虚缓。面色偏黄，目光少神，口淡，唇色少华，毛发不华，头晕，健忘，大便正常，或有便秘但不结硬，或大便不成形，便后仍觉未尽，小便正常或偏多。

③心理特征：性格内向，情绪不稳定，胆小不喜欢冒险。

④发病倾向：平素体质虚弱，卫表不固易患感冒；或病后抗病能力弱易迁延不愈；易患内脏下垂、虚劳等病。

⑤对外界的适应能力：不耐受寒邪、风邪、暑邪。

（3）量表测试

量表：气虚质

请根据近一年的体验和感觉，回答以下问题	没有根本无	很少有一点	有时有些	经常相当	总是非常
（1）您容易疲乏吗？	1	2	3	4	5
（2）您容易气短（呼吸短促，喘不上气）吗？	1	2	3	4	5
（3）您容易心慌吗？	1	2	3	4	5
（4）您容易头晕或站起时眩晕吗？	1	2	3	4	5
（5）您比别人容易患感冒吗？	1	2	3	4	5
（6）您喜欢安静，懒得说话吗？	1	2	3	4	5
（7）您说话声音低弱无力吗？	1	2	3	4	5
（8）您活动量稍大就容易出虚汗吗？	1	2	3	4	5
判断结果：□是　　□倾向是　　□否					

①计分方法：正项条目计分分别为1、2、3、4、5分，逆向计分条目分别为5、4、3、2、1分。原始分＝每个问题所得原始分相加总和；转化分＝［（原始分－题目数）／（题目数×4）］×100，即：［（原始分－8）／32］×100所得的转化分会是在0~100之间，由转化分判定是否为该体质。

②结果判断：转化分≥40分，为是该体质类型；转化分30~39分为倾向是；转化分＜30分可否认该体质类型。

您可根据自己的表现，通过体质特征的对照及量表的测试，对自己的体质类型作判断。

（4）保健原则：益气健脾，慎避风邪。

6. 瘀血质的表现及保健原则如何

（1）定义：指体内有血液运行不畅的潜在倾向或瘀血内阻的病理基础，并表现出一系列外在征象的体质状态。

（2）体质特征

①形体特征：瘦人居多。

②常见表现：平素面色晦暗，皮肤偏暗或色素沉着，容易出现瘀斑、易患疼痛，口唇暗淡或紫，舌质暗有点、片状瘀斑，舌下静脉曲张，脉象细涩或结代。眼眶暗黑，鼻部暗滞，发易脱落，肌肤干，女性多见痛经、闭经或经血中多凝血块，或经色紫黑有块、崩漏，或有出血倾向。

③心理特征：心情易烦，急躁健忘。

④发病倾向：易患出血、中风、胸痹等病。

⑤对外界环境的适应能力：不耐受风邪、寒邪。

（3）量表测试

量表：瘀血质

请根据近一年的体验和感觉，回答以下问题	没有 根本无	很少 有一点	有时 有些	经常 相当	总是 非常
（1）您的皮肤在不知不觉中会出现青紫瘀斑（皮下出血）吗？	1	2	3	4	5
（2）您两颧部有细微红斑吗？	1	2	3	4	5
（3）您身上有哪里疼痛吗？	1	2	3	4	5
（4）您有额部油脂分泌多的现象吗？	1	2	3	4	5
（5）您面色晦暗或容易出现褐斑吗？	1	2	3	4	5
（6）您会出现黑眼圈吗？	1	2	3	4	5
（7）您容易忘事（健忘）吗？	1	2	3	4	5
（8）您口唇颜色偏黯吗？	1	2	3	4	5

判断结果：□是　　□倾向是　　□否

①计分方法：正项条目计分分别为1、2、3、4、5分，逆向计分条目分别为5、4、3、2、1分。原始分＝每个问题所得原始分相加总和；转化分＝[（原始分－题目数）／（题目数×4）]×100，即：[（原始分－8）／32]×100所得的转化分会是在0～100之间，由转化分判定是否为该体质。

②结果判断：转化分≥40分，为是该体质类型；转化分30～39分为倾向是；转化分<30分可否认该体质类型。

您可根据自己的表现，通过体质特征的对照及量表的

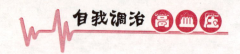

测试,对自己的体质类型作判断。

(4) 保健原则:重在活血散瘀。

7. 湿热质的表现及保健原则如何

(1) 定义:以湿热内蕴为主要特征的体质状态。

(2) 体质特征

①形体特征:形体偏胖或苍瘦。

②常见表现:平素面垢油光,易生痤疮粉刺,舌质偏红,苔黄腻,容易口苦口干,身重困倦。体偏胖或苍瘦,心烦懈怠,眼睛红赤,大便燥结或黏滞,小便短赤,男易阴囊潮湿,女易带下增多,脉象多见滑数。

③心理特征:性格多急躁易怒。

④发病倾向:易患疮疖、黄疸、火热等病症。

⑤对外界环境的适应能力:对湿环境或气温偏高,尤其夏末秋初,湿热气候较难适应。

(3) 量表测试

量表:湿热型

请根据近一年的体验和感觉,回答以下问题	没有根本无	很少有一点	有时有些	经常相当	总是非常
(1) 您面部或鼻部有油腻感或者油亮发光吗?	1	2	3	4	5
(2) 您脸上容易生痤疮或皮肤容易生疮疖吗?	1	2	3	4	5
(3) 您感到口苦或嘴里有苦味吗?	1	2	3	4	5

第二章 自己识体质

续表

请根据近一年的体验和感觉，回答以下问题	没有根本无	很少有一点	有时有些	经常相当	总是非常
（4）您大便有黏滞不爽，有解不尽的感觉吗？	1	2	3	4	5
（5）您小便时尿道有发热感、尿色浓（深）吗？	1	2	3	4	5
（6）您带下色黄（白带颜色发黄）吗？（限女性回答）	1	2	3	4	5
（7）您的阴囊潮湿吗？（限男性回答）	1	2	3	4	5
判断结果：□是　　□倾向是　　□否					

①计分方法：正项条目计分分别为1、2、3、4、5分。原始分＝每个问题所得原始分相加总和；转化分＝［（原始分－题目数）／（题目数×4）］×100，即：［（原始分－7）／28］×100 所得的转化分会是在0～100，由转化分判定是否为该体质。

②结果判断：转化分≥40分，为是该体质类型；转化分30～39分为倾向是；转化分＜30分可否认该体质类型。

您可根据自己的表现，通过体质特征的对照及量表的测试，对自己的体质类型作判断。

（4）保健原则：重在疏肝利胆、祛湿清热。

8. 气郁质的表现及保健原则如何

（1）定义：由于长期情志不畅、气机郁滞而形成的以

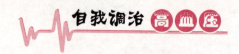

性格内向不稳定、忧郁脆弱、敏感多疑为主要表现的体质状态。

（2）体质特征

①形体特征：形体瘦者为多。

②常见表现：性格内向不稳定、忧郁脆弱、敏感多疑，对精神刺激适应能力较差，平素郁忧面貌，神情多烦闷不乐。胸胁胀满，或走窜疼痛，多伴善太息，或嗳气呃逆，或咽间有异物感，或乳房胀痛，睡眠较差，食欲减退，惊悸怔忡，健忘，痰多，大便多干，小便正常，舌淡红，苔薄白，脉象弦细。

③心理特征：性格内向不稳定、忧郁脆弱、敏感多疑。

④发病倾向：易患郁症、脏躁、不寐、惊恐等。

⑤对外界环境的适应能力：对精神刺激适应能力较差，不喜欢阴雨天气。

（3）量表测试

量表：气郁型

请根据近一年的体验和感觉，回答以下问题	没有根本无	很少有一点	有时有些	经常相当	总是非常
（1）您感到闷闷不乐，情绪低沉吗？	1	2	3	4	5
（2）您精神紧张、焦虑不安吗？	1	2	3	4	5
（3）您多愁善感、感情脆弱吗？	1	2	3	4	5
（4）您容易感到害怕或受到惊吓吗？	1	2	3	4	5

续表

请根据近一年的体验和感觉，回答以下问题	没有根本无	很少有一点	有时有些	经常相当	总是非常
（5）您胁肋部或乳房胀痛吗？	1	2	3	4	5
（6）您无缘无故叹气吗？	1	2	3	4	5
（7）您咽喉部有异物感，口吐之不出，咽之不下吗？	1	2	3	4	5

判断结果：□是　　□倾向是　　□否

①计分方法：正项条目计分分别为1、2、3、4、5分。原始分＝每个问题所得原始分相加总和；转化分＝［（原始分－题目数）/（题目数×4）］×100，即：［（原始分－7）/28］×100所得的转化分会是在0~100，由转化分判定是否为该体质。

②结果判断：转化分≥40分，为是该体质类型；转化分30~39分为倾向是；转化分＜30分可否认该体质类型。

您可根据自己的表现，通过体质特征的对照及量表的测试，对自己的体质类型作判断。

（4）保健原则：重在行气解郁。

9. 特禀质的表现及保健原则如何

（1）定义：表现为一种特异性体质，多指由于先天性、遗传性的生理缺陷，先天性、遗传性疾病，过敏反应，原发性免疫缺陷等。

（2）体质特征：

①形体特征：无特殊，或有畸形，或有先天生理缺陷。

②常见表现：遗传性疾病 有垂直遗传，先天性、家族性特征。

③心理特征：因禀质特异情况而不同。

④发病倾向：过敏体质者易患药物过敏，易患花粉症。

⑤对外界环境的适应能力：适应能力差。

（3）量表测试

量表：特禀型

请根据近一年的体验和感觉，回答以下问题	没有根本无	很少有一点	有时有些	经常相当	总是非常
（1）您没有感冒也会打喷嚏吗？	1	2	3	4	5
（2）您没有感冒也会鼻痒，流鼻涕吗？	1	2	3	4	5
（3）您有因季节变化、地理变化或异味等原因而喘促的现象吗？	1	2	3	4	5
（4）您容易过敏（药物、食物、气味、花粉、季节交替时、气候变化）吗？	1	2	3	4	5
（5）您的皮肤起荨麻疹（风团、风疹块、风疙瘩）吗？	1	2	3	4	5
（6）您的皮肤因过敏出现紫癜（紫红色瘀点、瘀斑）吗？	1	2	3	4	5
（7）您的皮肤一抓就红，并出现抓痕吗？	1	2	3	4	5
判断结果：□是　　□倾向是　　□否					

①计分方法：正项条目计分分别为1、2、3、4、5分。

原始分=每个问题所得原始分相加总和；转化分=［（原始分－题目数）／（题目数×4）］×100，即：［（原始分－7）／28］×100 所得的转化分会是在 0~100，由转化分判定是否为该体质。

②结果判断：转化分≥40 分，为是该体质类型；转化分 30~39 分为倾向是；转化分<30 分可否认该体质类型。

您可根据自己的表现，通过体质特征的对照及量表的测试，对自己的体质类型作判断。

（4）保健原则：重在益气固表，养血消风。

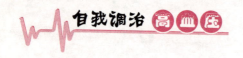

第三章 自我降压——饮食疗法

一、了解高血压与饮食的关系

1. 高血压患者的饮食原则是什么

非药物治疗是20世纪90年代高血压治疗的第一阶梯，饮食治疗是高血压非药物疗法的重要手段，饮食治疗的主要措施是减肥、限盐和忌酒。饮食治疗的目的不仅仅是降低血压，同时还要预防和逆转引起心血管疾病发生的危险因素。饮食治疗是一种长期的行为，要求持之以恒，改变不良生活习惯。血压正常偏高者、轻度高血压患者是饮食治疗的主要对象，对服抗高血压药物的高血压患者也需辅以饮食治疗。

高血压患者的饮食原则为：低盐、低动物脂肪、低胆固醇、适量蛋白质、含钾、钙、镁、维生素C及纤维素丰富的饮食；多吃蔬菜、水果；肥胖者应控制总热量；限制饮酒。

2. 高血压患者应如何限盐

对于高血压患者采取中度限盐措施，钠每日摄取量为

75~100毫摩尔，相当于5~6克食盐。这5~6克的食盐，并非指的是调料中的食盐，而是指一天所有食物中盐的总量。也就是说，如果食物中的盐分过多，调料中的盐分就该相应减少。在日常生活中，当一个人已经习惯饮食中的咸淡，再让他降低食盐的摄入量是一件比较困难的事情。如何帮助高血压患者适应低盐饮食呢？

（1）避免高盐食物的摄入。我国膳食中80%的钠来自烹调或含钠高的腌制食品。因此，应改变原来的饮食习惯，提倡淡味饮食，即食物菜肴中有轻度咸味即可，用食盐量约为正常的三分之一左右。避免食用咸肉、腊肉、咸菜、咸蛋等含钠较高的腌制品，及含钠高的食品如挂面；蒸馒头时应避免用碱，改用酵母。

（2）选用低盐调味品。可使用无盐酱油，味精的选用也应是低盐类的。

（3）采用单独用盐的方式。第一种方法：在做菜时，把盐的总量放在其中的一个菜中，其他的菜用醋或糖来调理或不用盐，这样患者可在一个菜中品出所需要的味道。第二种方法：将一餐中所需要的盐分单独放在一个小盘中，而烹调时就不再放盐，用餐时再蘸取即可。

3. 高脂肪、高胆固醇、高糖饮食与高血压有何关系

常食动物油、喜食肥肉能增加高血压发生的危险性。动物油和肥肉中含有大量的饱和脂肪酸，长期摄入过量饱

和脂肪酸和大量的胆固醇可导致动脉硬化，增加患高血压的危险性。长期高糖饮食可使糖转化为脂肪，导致机体肥胖，血脂水平升高，动脉粥样硬化而使血压升高。

4. 高血压患者应如何补钾

增加钾摄入量，每日90毫摩尔，降低钠钾比值。食用高钾食物可以降低血压，使降压药物效果更好。钾能够对抗钠对血压的不利作用。增加钾的摄入可使钠的排泄量增加而使血压下降。尤其对使用排钾利尿剂的高血压患者更应注意补充钾。可通过食用含钾丰富的食物增加钾的摄入量，主食中的稻米、玉米，蔬菜中的各种绿叶菜如菠菜、油菜、韭菜，各种豆类及马铃薯、蘑菇、香菇等菌类食物，以及海带、木耳、花生、瓜子，水果中的橘子、香蕉等含钾均较高，可经常食用。

5. 高血压患者应如何增加钙、镁的摄入

含钙较高的食物有各种豆制品、奶类，以及虾皮、紫菜、海带、木耳、蘑菇等，应提倡多食。还需注意某些草酸含量较高的蔬菜如菠菜、苋菜、茭白、竹笋、荸荠等，不宜与含钙高的食物同食，因其中的草酸易与钙形成不溶性的草酸钙而不利于人体对钙的吸收。含镁较多的食物有谷类、豆类、奶类及绿色蔬菜和海产品等。

6. 高血压患者应如何减少胆固醇和饱和脂肪酸的摄入

高胆固醇食物会增加体内胆固醇的含量，摄入饱和脂

肪酸（如存在于肥肉、黄油、人造黄油及某些植物油中）过多也会增高血胆固醇水平。胆固醇水平越高越可能发生心血管意外。高血压患者应减少胆固醇和饱和脂肪酸的摄入：

（1）避免摄入高胆固醇食物，如蛋黄、肥肉、动物内脏和全脂牛奶。

（2）少吃含饱和脂肪酸高的食物，如动物肉类、奶油、奶酪和黄油。

（3）少吃椰子油或棕榈油等含饱和脂肪酸多的植物油。

烹调时采用含有不饱和脂肪酸的植物油，胆固醇限制在每日300毫克以下；烹饪油的用量宜控制在每日20～30克。

7. 高血压患者为什么要保证适量的钾盐摄入

正常人体含钾每公斤体重约2克，其中2%分布在细胞外液，98%存在于细胞内液，是细胞内液中的主要阳离子。其主要生理功能是维持神经肌肉兴奋性，钾离子过高时，神经肌肉兴奋性增加；钾离子过低时，神经肌肉兴奋性降低；维持细胞内的渗透压；维持心脏的正常舒缩；以及通过酶参与蛋白质等重要物质的代谢与合成。

流行病研究发现，钾盐的摄入量与血压呈负相关，高钾饮食对高血压患者有降低血压的作用。但正常人补充钾盐后，不会对血压产生明显影响。所以，专家建议：高血压患者应该多食含钾丰富的食物，如橘子、香蕉、芹菜、油菜、蘑菇、紫菜等，但不可以直接补充钾盐来降低血压。

8. 高血压患者对摄入蛋白质有何要求

蛋白质是生命活动最重要的物质基础。近年来，国内外学者对蛋白质的摄入与高血压的关系进行了深入的研究，结果表明，每周吃鱼四次以上与吃鱼最少的相比，冠心病发病率减少28%。多摄入优质蛋白质者高血压的发病率下降，即使高钠饮食，只要摄入高质量动物蛋白，血压也不升高。日本近年来脑血管病死亡率明显下降，据认为这与日本人膳食中肉、蛋、奶等动物蛋白增高有关。一些沿海地区渔民长期海上作业，精神高度紧张，睡眠时间少，吸烟饮酒普遍量大，盐的摄入量也高，虽然存在许多高血压的危险因素，可是渔民的高血压患病率都比较低，冠心病和脑血管病的发病率也较低，专家们认为这与膳食中摄入蛋白质多以及不饱和脂肪酸高有关。优质动物蛋白质预防高血压的机理，可能是通过促进钠的排泄，保护血管壁，或通过氨基酸参与血压的调节（如影响神经递质或交感神经兴奋性）而发挥作用。因此，在日常生活中一味强调素食来预防高血压是不可取的。我们在饮食中应适当地选择动物蛋白，如鸡、鸭、鱼、牛奶等，尤其是优质鱼是不可少的。

蛋白质对预防高血压有一定作用，但是从蛋白质的代谢来看，作为升压因子的可能性并不能完全排除，因为在蛋白质的分解过程中，可以产生一些具有升压作用的胺类，如酶胺色胺、苯乙胺等，这些物质在肾功能正常时能进一步氧化成醛，由肾脏排出体外。但若肾功能不全或肾脏缺氧时，可导致胺的蓄积，完全有可能显示升压作用。另外，人体的三大营养要素，蛋白质、脂肪和糖在体内是可以相互转化的，蛋白质摄入过多，热量过高，久而久之，也可造成肥胖、血管硬化，也会造成血压升高，因此，人们应适当摄取蛋白质。

每日蛋白质的摄入量以 1 克每公斤每天为宜，动物蛋白和植物蛋白各占 50%。蛋白质质量依次为：奶、蛋；鱼、虾；鸡、鸭；猪、牛、羊肉；植物蛋白，其中豆类最好。

9. 高血压患者应如何限制饮酒

饮酒的种类、饮酒的多少、患者的身体情况都能决定饮酒是有益还是有害。酒精能扩张血管，加快心跳次数，促进血液循环。啤酒含有维生素 B、酵母、蛋白质和糖类，能促进消化液的分泌，具有增进食欲，帮助消化的作用。葡萄酒含有多种氨基酸和维生素，酒精的含量很少，少量饮用对人体没有害处。健康人饮少量低度酒，可以促进食欲，使人兴奋，产生快乐的感觉，忘掉不良的情绪。

高血压患者如果已经存在心、脑、肾的损害，即使是处于轻度高血压的患者，饮酒也要慎重；中度高血压患者，最好不要饮酒；重度高血压的患者则绝对不能饮酒。

如果您是轻度高血压，也就是说仅存在高血压，而无心、脑、肾的损害，又没有其他脏器的疾病，可以少量饮酒。但要注意饮用低度酒，如葡萄酒、黄酒、米酒或啤酒等；要少量饮酒，男性饮酒精不超过30克，即葡萄酒小于100～150毫升，或啤酒小于250～500毫升，或白酒小于25～50毫升（0.5～1两）；女性则减半量。

二、知晓高血压饮食疗法基本知识

1. 什么是食物的性味

食物的性是指食物具有寒凉温热的性质，即四性，也称为四气。凡适用于热性体质或病症的食物，就归属于凉性或寒性食物，这类食物具有祛热泻火，解毒和平肝安神等作用。与此相反，凡适用于寒性体质或病症的食物，则属于温性或热性食物，具有温中散寒、助阳、活血和益气等作用。还有一类食物介于寒和热、温和凉之间，既不寒也不热，既不温也不寒的平性食物，作用比较缓和。

食物的味，即酸、辛、甘、苦、咸五种不同的味道。不同的味道，具有不同的功效。概括而言，辛散、酸收、甘缓、苦坚、咸软。即辛散的食物具有散发行气的作用；酸味的食物具有收敛固涩的作用；甘味的食物具有补益缓急的作用；苦味的食物具有祛热、泻火除湿的作用；咸味的食物具有泻下通便，软坚散结的作用。

2. 什么是食物的归经

食物的归经是指食物主导对人体某个脏腑及其经络产生明显的作用，而对其他脏腑和经络作用比较小或没有作用。这种观点是历代养生学家长期的经验总结，是对食物主导作用范围的定位。

3. 什么是食物的升降沉浮

食物的升降沉浮，是指食物的定向作用，即食物在人体内作用的趋向。升浮：上升之意，浮，散发之意。二者都是向上向外，故属阳，具有升阳、发表、散寒、催吐等作用。沉降，沉，即泻利之意，下降之意，两者都是向下向内，故属阴；具有潜阳、降逆、泻下、利尿等作用。

4. 不同性味的食物有哪些不同的功效

中医认为：五味入骨，各归所喜。故酸先入肝，苦先入心，甘先入脾，辛先入肺，咸先入肾，久而增气，物化之常。又认为：五谷为养，五果为助，五畜为益，五菜为充，以补气血。阐述了不同食物对人体有不同的功效。

5. 饮食有哪些治疗作用

中医自古就有"药食同源"、"药食同性"、"药食同理"、"药食同效"的疗法，必有四气五味，升降沉浮，归经等特征，是中国饮食文化的精髓所在。饮食治疗概括起

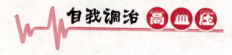

来有以下三方面。

第一，补益脏腑。中医主张对体质虚弱的患者可用血肉之品来滋补。如鸡汤可用于虚劳。当归羊肉汤可用于产后血虚等。米面、水果、蔬菜等必有改善人体机能，补益脏腑气血的作用。如粳米可补脾和胃，洁肺。银耳有益气生津等作用；

第二，泻实祛邪。对某些邪实的病症，可选用相应的食物来泻实祛邪，以达治病的目的。为食滞患者，可选用山楂以消积食。脾虚水肿患者，可食苡仁粥以利水消肿。

第三，调整阴阳。可利用食物的性、味特点，达到调理阴阳，维持阴阳平衡的目的。如牛肉、羊肉性甘温能扶助阳气，可用于阳气虚弱畏寒肢冷的患者。又为百合、淡菜、甲鱼、海参、银耳等性甘凉，咸寒类食物养阳生津，可用于阴虚的患者。在日常生活中，热性体质或热性疾病可选用寒性的食物，相反，偏寒体质或寒性疾病，可选用热性食物。

6. 什么是中医的饮食宜忌

中医的治病原则是：虚则补之，食则泻之，寒者热之，热者寒之。故食之味有与疾病相宜，有与身有害，若得宜则补体，为害则成疾。因此选用食物应根据不同体质、疾病、地域和季节等诸因素全局考虑，这就是中医的饮食宜忌。也是中医"辨证施治"理论的体现。

第三章 自我降压——饮食疗法

第一，体质不同选用的饮食也不同。疾湿体质忌食甜味油腻食物，宜食蔬菜、粗粮；阴虚阳亢体质宜食祛热泻火的食物，如绿豆芹菜马兰头等，忌食辛辣助阳之品。

第二，疾病不同选用的食物也不同。一种疾病的发展变化，在病理和生理上具有其独特的内在规律。尽管在不同人和不同阶段，其症状表现各不相同，但他固有的变化规律依然存在，因此选用食物应根据不同的疾病而定。

第三，病症不同，选用的食物也不同。气虚症宜用温性食物，如牛肉、羊肉、龙眼等，不宜冷饮及吃生冷瓜果等。气郁症宜食具有"理气作用"的金橘、萝卜、黄花菜等，忌食壅气的甘豆、甘薯、扁豆等。

第四，地域不同选用的食物也不同。南方湿重，热带地区，宜食甘冷、甘寒、辛冻等降火食物，忌辛辣，助阳，助火食品；北方寒冷之地，宜食辛温、补阳，助温食物，如猪肉、羊肉、辣椒等，忌食寒性食品，如苦瓜、燕麦等。

7. 四季气候变化对饮食调理有何要求

春季阳气升发，食物宜清淡可口，少食辛温类食物，可多食一些春季时令蔬菜，如芹菜、菠菜等绿色蔬菜，以及鸡蛋、瘦肉、鱼类等。夏季阳气于外，阴气内伏，宜祛热解暑，健运脾胃，忌食辛辣食物，应以夏季时令果蔬为主，如丝瓜黄瓜、西红柿、紫茄、冬瓜、西瓜、绿豆之类及海、淡水鱼类，蛋类、瘦肉等。秋季天气渐冷，燥气袭人，食物宜以润肺、降气化痰为宜，如海带、紫菜、胡萝卜、山药、柑橘、黑白木耳、鸭肉以及菇类等。冬季天寒地冻，万物蛰伏，宜选食温热食物如牛肉、羊肉、生姜，蔬果则选用一些根茎类植物，如土豆、红薯、紫薯等。

8. 饮食的搭配原则是什么

饮食的搭配原则应讲究个体化，即不同体质的人，食用不同性味的食物。体质学家匡调元提出"体质食疗学"，针对不同体质采用特定性味的食物进行调理，以纠正病理体质，达到强身、防病、治病、益寿的目的。如阴虚体质的人，饮食宜性凉或寒，味甘或苦的食物，忌食温热性食物，如菠菜、冬瓜、黄瓜、白木耳、紫菜、豆腐、鸭肉、鸡肉、鲫鱼、青色莲子，水果则可选择梨、香蕉、柿子、大枣、西瓜等。

阳虚体质的人则恰好相反，这种体质的人有面色苍白、怕冷、大便溏薄等症状。应用温热食物调养，以益气助阳，只要肠胃功能好，尽量增加所谓"血肉之品"的摄入，如牛肉、羊肉、乳制品、蛋类等，水果则以荔枝、杨梅、橘子、苹果、葡萄等为宜。

9. 食疗的制作方法有哪些

我国食疗的制作方法源远流长，花色多样，例如：

（1）主食类：如燕麦米饭、茯苓饺子、牡蛎，还有多种多样的粥类，如胡萝卜粥、芹菜粥等。

（2）点心类：如花生牛奶饼，赤豆糕等。

（3）汤类：汤的种类繁多，如芹菜蛋汤，冬瓜荷叶汤等。

（4）"羹"类：如当归羊肉羹等。

（5）"炖""煮"类：则是把食材用炖煮的方法加工制作，如枸杞炖羊肉等。

（6）"炒"菜类：如韭菜炒羊肾等。

（7）"煨"，则是把食材放在砂锅中用文火长时间烧煮的方法，使食材熟透酥软，达到容易消化的目的，如大蒜煨羊肉等。

（8）"烧"也称红烧，如姜、附烧狗肉等。

（9）"蒸"，即清蒸，如归芪蒸鸡等。

（10）"煲"，即煲汤，如冬瓜煲鸭肾等。

以上十种方法中，其中以熬粥和做汤的品种最多，也最受群众欢迎。

10. 常见降压作用的食物有哪些

（1）蔬菜类：芹菜、荠菜、菠菜、马兰头、苦瓜、冬瓜、大蒜、茄子、花生、黄瓜、花椰菜、洋葱、山药、西红柿、茼蒿、冬菇、黑白木耳、芦笋、胡萝卜、黑芝麻等。

（2）海产类：海参、牡蛎、海蜇皮、海带、紫菜、虾皮、淡菜。

（3）粮食类：黑芝麻、小米、红薯、紫薯、大豆、豌豆、荞麦、绿豆。

（4）水果类：柿子、苹果、香蕉、鸭梨、猕猴桃、山楂、桑椹、西瓜、葡萄、芒果、李子、荸荠。

（5）饮料类：绿茶、菊花、绞股蓝、决明子茶、苦茶等。

三、选择常用降压食物，制作喜爱菜肴

1. 花生

（1）性味、归经和功效：性平，味甘。归肺、脾、胃经，具有润肺、和胃、止咳、利尿、下乳的功效。

（2）营养成分：花生又称长生果，营养丰富，被营养学家视为植物肉。每100克花生含蛋白质12.1克，脂肪25.4克，钙8.0毫克，钾1004毫克，钠3.7毫克，镁110毫克，碳水化合物5.2克，膳食纤维7.7克，锌1.8毫克。还含较丰富的维生素。

（3）常用食谱

①陈醋花生

配方：带红衣的花生米200克，陈醋250毫升。

制法：将生或熟花生米浸泡于醋中，一周后即可服用。

用法：每天早、晚各吃10粒。

主治：高血压。

②花生壳粥

配方：花生壳、粳米各100克。

制法：先将花生壳煎汁，约煎10分钟后弃渣取汁，加入淘洗干净的粳米熬粥。

用法：食用时可加入适量的冰糖。每日早、晚各一次，当早餐或晚餐。

功效：润肺和胃、降脂、降压。

2. 芹菜

（1）性味、归经和功效：性凉、味甘苦。归肝、胃、肺经。

（2）营养成分：每100克芹菜含钙57毫克，钾221毫克，钠132.5毫克，镁18毫克，蛋白质2.2克，碳水化合物4.5克，膳食纤维1.2克，维生素C 5毫克。另外还有芹菜苷环己六醇、挥发油等。

（3）常用食谱

①芹菜、菠菜冷拌

配方：芹菜200克，菠菜200克，精盐、味精、酱油、米醋等调味料适量备用。

制法：将芹菜、菠菜先在沸水中焯一下捞出放凉，切成寸段，放入盘中，将调料调成汁倒入菜中，拌匀即可食用。

用法：佐餐食用。

功效：降压、通便、养血润燥。

②芹菜炒香菇

配方：芹菜200克，香菇50克。

制法：芹菜洗净，切寸段，香菇水发2小时后捞出洗净切开。菜锅烧热加入食油，稍后倒入切好的芹菜、香菇翻炒，炒热后加入调味料即可食用。

用法：佐餐食用。

功效：平肝降压。

③芹菜炒肉丝

配方：芹菜250克，猪肉100克，调料适量。

制法：芹菜洗净切寸段，猪肉洗净切条，锅烧热倒入食油适量，再倒入肉丝翻炒，数遍后倒入芹菜一起翻炒至熟，加入调味料即可出锅。

用法：佐餐食用。

功效：降压、补血。

④芹菜炒香干

配方：芹菜250克，香干50克，调料适量。

制法：芹菜洗净切寸段，香干切丝。锅烧热倒入适量食用油，随后倒入切好的芹菜翻炒数遍，再倒入香干丝一起翻炒至菜熟，加入调料，即可出锅。

用法：佐餐食用。

功效：降压利尿，清胃中湿浊。

⑤芹菜拌鸭肉

配方：鲜芹菜 200 克，熟鸭腿或胸肉 50 克，芝麻酱、味精、糖、盐等调味料适量。

制法：芹菜洗净入沸水中焯八成熟，取出切寸段，鸭肉切成丝与芹菜放入盘中，加入芝麻酱、味精、糖盐等调料拌匀即可。

用法：佐餐食用，辅助降压。

⑥芹菜拌海蜇皮

配方：芹菜 250 克，海蜇皮 80 克，虾皮 10 克，精盐、白砂糖、醋调料适量。

制法：把芹菜洗净，在沸水中焯八成熟，捞出切寸段，把海蜇皮切成丝，将芹菜、海蜇皮、虾米一起拌匀，加入调料即成。

用法：佐餐食用。

功效：清热，平肝，补钙，降压。

⑦芹菜粥

配方：芹菜 60 克，粳米 100 克。

制法：粳米淘洗后先煮，芹菜带叶切碎备用。待粥快稠时放入芹菜搅拌，再煮 1~2 分钟，即可食用。

用法：每天充当早、晚餐。

功效：祛热平肝。适用于高血压、糖尿病者。

⑧芹菜根煮鸡蛋

配方：芹菜根 250 克，鸡蛋 2 个。

制法：将芹菜根与鸡蛋同煮，鸡蛋熟后，去壳再煮5分钟，即可。

用法：每日一剂，喝汤吃蛋，早晚分食。

功效：适合高血压患者。

⑨芹菜拌豆腐

配方：芹菜200克，豆腐200克，食油、糖、盐、味精、酱油等调料适量备用。

制法：芹菜带叶洗净在沸水中焯八成熟，捞出切寸段，豆腐在沸水中焯约2分钟。取出切小块，与芹菜放入盘中，拌入糖盐、味精、食油等调料即成。

用法：佐餐食用。

功效：祛热平肝、降血压。

⑩芹菜炒虾皮

配方：芹菜250克，虾皮50克，食油、糖、盐、味精、水淀粉各适量备用。

制法：将芹菜洗净切段，炒锅烧热加食油，放入芹菜、虾米翻炒。炒热时加调料，再用水淀粉勾芡即可。

用法：佐餐食用。

功效：补肾益气、降压降脂。

⑪芹菜蜜汁饮

配方：芹菜500克，蜂蜜适量。

制法：将芹菜连叶洗净切碎，捣烂榨汁，加入蜂蜜调匀即可。

用法：加入适量开水饮服。

功效：清肝明目，利尿降压。

⑫芹菜苹果饮

配方：芹菜500克，苹果300克。

制法：芹菜带叶洗净切碎，苹果洗净切成小块，放入榨汁机榨汁，小火煮沸即可。

用法：早晚分服。

功效：平肝降压，软化血管。

⑬芹菜红枣汤

配方：芹菜300～500克，大枣10～15枚。

制法：芹菜带叶洗净切碎，大枣洗净切开，一同放入砂锅加水适量，煮10～15分钟即可。

用法：吃大枣喝奶，每日一次。

功效：祛热平肝降压，养血安神。

3. 黑木耳

（1）性味、归经和功效：性平、味甘。归胃、大肠经。黑木耳具有凉血、止血、血养荣、止泻痢、软化血管、降血脂、降血糖、降血压的作用。

（2）营养成分：黑木耳营养丰富，每100克含蛋白质11.8克，碳水化合物37.7克，膳食纤维29.2克，钙227毫克，钾518毫克，钠136.4毫克，钾因子（钾/钠）3.8毫克，镁253毫克，铁97.4毫克。

（3）常用食谱

①黑木耳烧肉

配方：黑木耳15克，瘦肉150克，红枣10枚，糖、盐、料酒、味精、葱花、姜丝等调料备用。

制法：黑木耳泡发，红枣洗净，瘦肉洗净切片，装入砂锅，加水适量，文火烧30分钟左右，加入调料即可食用。

用法：佐餐食用。

功效：补虚润燥，活血降压。

②双耳汤

配方：黑木耳、白木耳各10克，冰糖适量。

制法：黑、白木耳泡发三小时洗净，装入大碗加水适量，加入冰糖，放入蒸锅中蒸半小时左右即可。

用法：喝汤吃木耳。

功效：滋阴润肺，凉血止血，降压降脂。

4. 芦笋

（1）性味、归经和功效：味甘性寒。归肺、胃经。功效滋阴清热。

（2）营养成分：每100克含蛋白质1.5克，碳水化合物4克，膳食纤维1.7克，含钙13毫克，钾213毫克，钠6毫克，钾因子35.5，镁10毫克，维生素C 45毫克，胡萝卜素100微克，还有天门冬酰胺、黏液质、β—谷巢醇及糠醛衍生物，对心血管系统均有一定治疗效果。还含有较丰富的维生素P（即芦丁），具有维护毛细血管的形态和弹性功能。

（3）常用食谱

①芦笋鲈鱼汤

配料：芦笋100克，豌豆苗50克，鲤鱼一条约300克，葱花、姜丝、糖、盐、味精、料酒等调料备用。

制法：芦笋切成小段，放入沸水中焯一下，鲤鱼宰杀洗净，放入砂锅中加水适量，用大火煮沸，撇去浮沫，然后加入料酒、姜末，改用文火至鲤鱼熟，再加入洗净的豆苗、芦笋段，小火煮沸，加入糖、盐、味精、葱花等调料，即可出锅装盘。

用法：佐餐食用。

功效：滋阴祛热，利湿降压。

②芦笋炒香干

配方：芦笋200克，香干50克，糖、盐、味精调料适量备用。

制法：芦笋洗净切段，香干切丝。砂锅烧热，放入食油，倒入芦笋翻炒，几次翻炒后放入香干丝，继续翻炒，直到炒熟加入糖、盐、味精等调料，即可装盘。

用法：佐餐食用。

功效：辅助降压。

③芦笋炒肉丝

配方：芦笋250克，瘦肉100克，糖、盐、味精调料适量备用。

制法：芦笋洗净切段，瘦肉洗净切丝。炒锅加热加适量食油，倒入瘦肉丝翻炒，加入料酒、白糖后，即倒入芦笋段翻炒，加少量热水加锅盖约1分钟后，加入糖盐、味精翻炒几次，即可装盘。

用法：佐餐食用。

功效：辅助降压。

5. 茄子

（1）性味、归经和功效：性凉，味甘。归脾、胃、大肠经。功效为祛热消肿，凉血降压。秋茄含较多茄碱，不宜多食。

（2）营养成分：每100克含蛋白质0.8克，脂肪0.3克，碳水化合物4克，膳食纤维1.3克，钙32毫克，铁0.4毫克，磷19毫克，钾152毫克，钠11.3毫克，镁13毫克，维生素A 63毫克，维生素P 700毫克，叶酸19毫克。

（3）常用食谱

①清蒸茄子

配料：茄子250克，香油、味精、盐、白糖调料适量。

制法：茄子整条洗净入笼蒸，20分钟左右即可出笼，蒸熟的整条茄子可以用筷子撒开，盛入盘中，放上调料搅匀淋上麻油即成。

用法：佐餐食用。

功效：祛热凉血，降血压。

②猪肉炒茄子

配料：紫茄300克，瘦猪肉50克，豆瓣酱一汤匙，姜末一汤匙，水淀粉、味精、糖、盐适量。

制法：紫茄洗净切段，瘦猪肉切丝。砂锅置火上，倒入食油适量，同时倒入瘦猪肉翻炒，翻炒几遍后倒入茄段，继续翻炒几遍，加入豆瓣酱和姜末，加水适量加锅盖，闷烧一分钟后，加入勾芡的水淀粉，再加入各种调料，即可装盘。

用法：佐餐食用。

功效：宽中活血，凉血降压。

④烤茄子

配料：紫茄300克，姜末、白糖、酱油、味精适量。

制法：紫茄洗净切段放入烧锅，加食油，加姜末适量，盖上锅盖煮10分钟，起盖加入白糖酱油，搅拌至收汁，即可装盘。

用法：佐餐食用。

功效：祛热凉血降压。

6. 苦瓜

（1）性味、归经和功效：性凉，味苦。归心、脾、胃经。功效为消暑祛热、明目、解毒。

（2）营养成分：每100克含蛋白质1.2克，脂肪0.1克，热量18千卡，碳水化合物3克，膳食纤维1.5克，钙

34克,铁0.6毫克,磷36毫克,钾200毫克,钠1.8毫克,镁18毫克,维生素C 125毫克。

(3) 常用食谱

①苦瓜拌番茄

配方:新鲜苦瓜200克,番茄200克,姜末、糖、盐、白糖、酱油、味精和香油适量备用。

制法:苦瓜洗净去籽,在沸水中焯3分钟,捞出切成细条,番茄洗净切成小片,与苦瓜中放入盘中,加调料即成。

用法:佐餐食用。

功效:清肝泻火、降血压。

②苦瓜芹菜汤

配方:苦瓜60克,芹菜200克。

制法:苦瓜洗净去籽,芹菜洗净切碎,同入砂锅加水适量煮,煮10～15分钟即可。

用法:喝汤,每日一剂,可连服7～10天。

功效:祛热解毒,平肝凉血,降脂降压。

③苦瓜炒肉片

配方:苦瓜200克,瘦猪肉50克,水淀粉、料酒、白糖、糖盐、酱油和味精等调料适用。

制法:苦瓜洗净去籽切片,猪肉洗净切片,炒锅置火上,倒入适量食油,倒入猪肉片翻炒,待猪肉半熟时,倒入苦瓜片一起翻炒至熟,加入调料并勾芡,即可装盘。

用法:佐餐食用。

功效：平肝凉血，降脂降压。

7. 海带

（1）性味、归经和功效：性寒味咸，归肺经。海带具有消炎软坚，强心，缓解心绞痛、降压降脂的作用。

（2）营养成分：每 100 克海带中，含热量 64 千卡，蛋白质 4 克，脂肪 0.1 克，碳水化合物 11.9 克，钙 445 毫克，铁 10.2 毫克，磷 52 毫克，钾 1338 毫克，钠 353.8 毫克，镁 129 毫克。

（3）常用食谱

①海带炒豆腐皮

配方：豆腐皮 200 克，海带 50 克，料酒、糖、盐、白糖、味精等调料适量备用。

制法：海带浸泡 24 小时后（要多次换水）洗净切丝，豆腐皮洗净切丝。砂锅放入适量食油，烧至七成熟，放入海带、豆腐皮翻炒。随后加入适量清水，加盖约 1 分钟后起盖，加入糖盐、味精等调料后，再次翻炒数遍即可起锅装盘。

用法：佐餐食用。

功效：滋养肝肾，泻火降压。

②海带拌马兰头

配料：海带 50 克，马兰头 250 克，糖盐、味精、红糖、麻油适量备用。

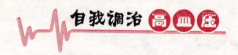

制法：海带泡发洗净入沸水焯5分钟，捞出沥干切丝，马兰头洗净，沸水焯2分钟，捞出切寸段，把切碎的海带和马兰头一起装盘，拌入调料，浇上麻油即可。

用法：佐餐食用。

功效：祛热、平肝、降压。

③海带木耳炒芹菜

配方：水发海带200克，水发黑木耳40克，芹菜150克，陈醋、精盐、白糖、料酒味精适量。

制法：海带洗净切丝，黑木耳洗净，芹菜洗净切寸段。炒锅倒入食油适量，烧五成热即倒入海带翻炒，再倒入芹菜翻炒数次，最后倒入黑木耳翻炒，加料酒、陈醋、白糖翻炒至熟，加精盐，味精后即可装盘。

用法：佐餐食用。

功效：散瘀通便，降压减肥。

④海带瘦肉汤

配方：水发海带80克，瘦猪肉25克，精盐味精适量。

制法：海带洗净切丝，瘦猪肉洗净切丝，同入砂锅翻炒，加入适量开水，烧沸2分钟，即可熄火，加入调料后即可装盘。

用法：佐餐食用。

功效：去脂降压。

⑤冷拌海带

配方：水发海带100克，酱油、白糖、陈醋、麻油、葱花适量。

制法：海带洗净切丝，放入沸水中焯熟，捞出沥干水分装盘，拌入调料，浇上麻油，撒上葱花即可食用。

用法：佐餐食用。

功效：去脂降压。

8. 西红柿（番茄）

（1）性味、归经和功效：性微寒，味甘酸。归脾、胃经。功效为健胃消食，凉血平肝，清热解毒。

（2）营养成分：每100克中含有热量15千卡，蛋白质0.9克，脂肪0.2克，碳水化合物3.5克，膳食纤维0.5克，钙10毫克，铁0.8毫克，磷24毫克，钾101毫克，钠5毫克，镁9毫克，维生素C 8毫克，维生素P 700微克，胡萝卜0.4毫克，还有番茄红素等。番茄常用于生食，用于热菜时可炒，也可做汤，烹饪时宜快炒出锅，不宜久煮。忌与石榴黄瓜同食，不宜空腹生食。番茄越红，番茄红素含量就越多。番茄红素是一种脂溶性维生素，加食油烹饪后，更利于人体吸收。

（3）常用食谱

①番茄炒鸡蛋

配料：番茄2只，鸡蛋2只。白糖、精盐、陈醋、葱花等调料适量。

制法：番茄洗净切片，鸡蛋打散。炒锅倒入适量食油，倒入番茄先炒，之后加入白糖、陈醋翻炒，倒入鸡蛋直至炒熟，撒上精盐，炒匀即可装盘，然后撒上葱花。

用法：佐餐食用。

功效：去火降压，生尽凉血。

②番茄冬瓜汤

配料：番茄100克，冬瓜50克，精盐、味精、葱花适量。

制法：番茄洗净切片，冬瓜去皮切片。炒锅倒入食油适量，六成热时倒入冬瓜片翻炒。加入适量清水，至冬瓜八成熟时加入番茄，直至熟透，加入精盐、味精、葱花，即可出锅。

用法：佐餐食用。

功效：凉血平肝降压。

③番茄饮

配方：番茄500克，蜂蜜30克。

制法：番茄洗净在沸水中烫片刻取出切成小块，用家用榨汁机榨取番茄汁，加入蜂蜜调匀即可。

用法：把番茄蜂蜜汁分两次，用适量开水冲兑饮服。

9. 菠菜

（1）性味、归经和功效：味甘、性凉，归肠、胃经。功效：能供给人体多种营养物质。但菠菜由于具草酸含量高，婴儿、孕妇及肺结核、肾结石、腹泻等患者不宜服用。

(2)营养成分:每100克中,含有热量22千卡,蛋白质2.4克,脂肪0.3克,碳水化合物2.5克,膳食纤维1.4克,钙158毫克,铁1.7毫克,磷44毫克,钾287毫克,钠117.8毫克,镁58毫克,维生素A 487微克,维生素C 15毫克,胡萝卜0.9毫克。

(3)常用食谱

①冷拌菠菜

配方:菠菜250克,精盐、酱油、味精、香油等调料食用。

制法:菠菜洗净入沸水焯一下,捞出沥干,切寸段装盘加入各种调料拌匀即可。

用法:佐餐食用。

功效:润肠通便,补血凉血。

②菠菜拌海蜇

配料:菠菜根茎100克,海蜇50克,精盐、酱油、味精、香油、陈醋等调料适量备用。

制法:菠菜根茎洗净入沸水焯2分钟捞出沥干,海蜇洗净沥干,两者装盘拌匀,加入调料淋上香油即可。

用法:佐餐食用。

功效:治高血压、面赤、头痛。

③菠菜粥(草本纲目)

配方:鲜菠菜适量,粳米100克。

制法:菠菜洗净入沸水焯过捞出沥干水分,切段备用。

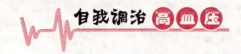

粳米淘净倒入砂锅中先煮,到粥八成熟时,加入切好的菠菜搅拌一下,再烧1~2分钟即可关火。

用法:供早晚餐服用。

功效:适用于高血压,老年便秘,痔疮出血等。

10. 冬瓜

(1) 性味、归经和功效:性寒味甘。归肺、大小肠和膀胱经。功效:祛热生津,避暑除烦。冬瓜为高钾低钠食物,胡萝卜素丰富,还含丙醇二酸,能抑制糖转化为脂肪。

(2) 营养成分:每100克中,含热量7千卡,蛋白质0.2克,碳水化合物1.5克,膳食纤维0.5克,钙23毫克,磷7毫克,钾136毫克,钠3.6毫克,镁8毫克,维生素16毫克。

(3) 常用食谱

①红烧冬瓜

配方:冬瓜250克,酱油、精盐、味精、葱花适量。

制法:冬瓜剥皮切片,砂锅倒入食油适量,八成熟时倒入冬瓜翻炒数遍,加入酱油翻炒,之后加清水盖上锅盖,文火烧到冬瓜熟透起盖,加入精盐、味精,撒上葱花,即可装盘。

用法:供早晚餐服用。

功效:祛热降压,适宜高血压患者食用。

②冬瓜海带薏苡仁粥

配方：冬瓜 100 克，水发海带 30 克，薏苡仁 10 克，白糖适量。

制法：水发海带切丝，冬瓜去皮洗净切片，薏苡仁洗净水发 2 小时，将三围食料同入砂锅，加入适量清水煎熬，一般半小时即可，倒入汤汁放入白糖。

用法：喝汤汁。每天一剂，5 天为一个疗程。

功效：降血压。

11. 香菇

（1）性味、归经和功效：性平、味甘。归胃、肝经。具有降血压降胆固醇降血脂的作用，可预防动脉硬化，肝软化等疾病。香菇汁几乎可以代替降压药，而且没有副作用。香菇中所含的核糖核酸进入人体后，会产生具有抗癌作用的干扰素，抑制肿瘤生长。香菇含大量可转变的维生素 D 的麦角甾醇和菌甾醇，能促进人体对钙的吸收，还能补脾益气，提高人体抗病能力。

（2）营养成分：每 100 克中，含有热量 211 千卡，钙 83 毫克，镁 104 毫克，蛋白质 20 毫克，铁 10.5 毫克，锌 8.6 毫克，脂肪 1.2 毫克，磷 258 毫克，硒 6.4 微克，碳水化合物 30.1 克，膳食纤维 31.6 克，钾 1960 毫克，钠 11.2 毫克，维生素 C 5 毫克，泛酸 16.8 毫克，烟酸 7.9 毫克，胡萝卜素 20 毫克。

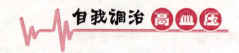

（3）常用食谱

①香菇炒虾皮

配料：水发香菇100克，虾皮50克，芡粉、陈醋、白糖、精盐、味精、水淀粉等适量备用。

制法：香菇洗净挤干水分切开，虾皮浸入水中略洗一下，控干水分，炒锅倒入食油适量，五成熟时倒入香菇翻炒几下，再倒入虾皮、陈醋、白糖，加少量清水翻炒，至香菇熟透，加入精盐，味精，水淀粉勾芡，即可装盘。

用法：佐餐食用。

功效：去火平肝，补钙降压。

②香菇炒猪肉

配料：水发香菇100克，瘦猪肉50克，料酒、白糖、精盐、味精、葱花、水淀粉等适量。

制法：香菇洗净挤干水分切开，瘦猪肉洗净切丝，炒锅置火上倒入适量食油，同时倒瘦肉丝翻炒至肉丝五成熟时，加入香菇及料酒、白糖，翻炒至熟透，加入精盐、味精，最后勾芡即可关火装盘。

用法：佐餐食用。

功效：去火平肝，补钙降压。

12. 胡萝卜

（1）性味、归经和功效：味甘、性平。归肺、脾经。功效为健脾化滞。

第三章　自我降压——饮食疗法

（2）营养成分：每100克中，含有热量38千卡，蛋白质0.9克，脂肪0.3克，碳水化合物7.9克，膳食纤维1.2克，钙65毫克，铁0.4毫克，磷20毫克，钾232毫克，钠105.1毫克，镁7毫克，维生素A 802微克，维生素C 1毫克，胡萝卜素4.8毫克。

（3）常用食谱

①胡萝卜煮鸭肉

配料：胡萝卜200克，鸭肉100克，料酒、白糖、精盐、葱花、味精适量备用。

制法：胡萝卜洗净切片，鸭肉洗净切小块在沸水中焯过。炒锅置火上，倒适量食油，然后倒入鸭肉翻炒几遍，加入料酒白糖后，继续翻炒至鸭肉五成熟时，加入胡萝卜，加水适量，加锅盖煮一会，待胡萝卜熟时加精盐、味精、葱花即可装盘。

用法：佐餐食用。

功效：去火降压。

②胡萝卜香干炒芹菜

配料：胡萝卜150克，香干50克，芹菜100克，料酒、白糖、精盐、味精适量备用。

制法：胡萝卜洗净刨丝，香干洗净切丝，芹菜带叶洗净切寸段。炒锅置火上，倒适量食油，三成热时倒入胡萝卜翻炒，食油与胡萝卜炒匀后，倒入芹菜，加入料酒、白糖及少量水，继续翻炒至芹菜快熟时，加入香干丝续炒直

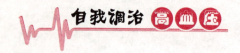

至芹菜熟，加入精盐、味精后炒几下即可关火装盘。

用法：佐餐食用。

功效：清火降压。

③胡萝卜炒苦瓜

配料：胡萝卜200克，苦瓜100克，料酒、白糖、精盐、味精、水淀粉等调料适量。

制法：胡萝卜洗净刨丝，苦瓜洗净刨丝。炒锅置火上五成热时，倒入适量食油再倒入胡萝卜丝翻炒，待食油拌匀胡萝卜时，倒入苦瓜丝加入料酒白糖，继续翻炒几遍，加水适量盖上锅盖，两分钟后起锅盖，加入精盐、味精翻炒几遍，用水淀粉勾芡后即可装盘。

用法：佐餐食用。

功效：去肝火、降血压。

④胡萝卜蜂蜜饮

配方：胡萝卜200克，蜂蜜20克。

制法：胡萝卜用冷开水洗净切丝，用家用榨汁机打取胡萝卜汁加上蜂蜜调匀即可。

用法：分两次饮用

功效：降血压。

⑤胡萝卜粥

配方：胡萝卜150克，粳米100克。

制法：胡萝卜洗净切小块，粳米淘净，同入锅内加水适量，炖烂即可。

用法:当早餐或晚餐食用。

功效:健脾和胃,适用于高血压、消化不良者。

13. 紫菜

(1) 性味、归经和功效:性咸寒、味甘。归肺经。具有益气和中、生津润燥、去热解毒的功效。

(2) 营养成分:每100克中,含有热量216千卡,蛋白质28.2克,脂肪3.9克,碳水化合物16.9克,钙422毫克,铁46.8毫克,磷350毫克,钾1640毫克,钠365.6毫克,铜1.7毫克,镁105毫克,锌2.3毫克,维生素B_2 2.1微克,维生素C 2毫克,烟酸3.7毫克,胡萝卜素2.2毫克。紫菜中还含二十碳五烯酸,有降低胆固醇,防止血栓形成的功效。经常食用紫菜,可使人体得到锌的补充,改变锌/镉比例,促使机体内沉积的镉等有害物质排出,减少或阻断镉致人体高血压病的有害影响,有助于高血压病的防止。

(3) 常用食谱

①紫菜鸭蛋汤

配料:紫菜10克,鸭蛋1个。精盐、酱油、味精、香油、葱花适量。

制法:紫菜撕碎入锅,加水适量先烧,鸭蛋打入碗中打散蛋黄,待锅中水开,倒入鸭蛋搅拌一下,加入精盐、味精、葱花和香油即可出锅。

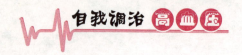

用法：佐餐食用。

功效：辅助治疗高血压。

②紫菜汤

配料：紫菜10克，精盐、味精适量。

制法：将紫菜撕碎和适量精盐、味精放入碗中，沸水冲泡，盖2分钟即可食用。

用法：佐餐食用。

功效：辅助治疗高血压。

14．黑芝麻

（1）性味、归经和功效：性平、味甘。归肝肾、肺经。功效为补肝润燥、滑肠。

（2）营养成分：每100克中，含有钙780毫克，钾358毫克，钠8.3毫克，钾因子43，镁290毫克，蛋白质19克，脂肪61.7克，碳水化合物14.0克。

（3）常用食谱

①黑芝麻糊

配方：黑芝麻500克，冰糖100克。

制法：黑芝麻炒熟研粉加入冰糖即可。

用法：每日早晚各服10克。

功效：润燥、补肝肾、稳血压。

②黑芝麻粥

配方：黑芝麻30克，粳米100克。

制法：黑芝麻炒熟研碎，粳米煮粥，待熟时加入拌入黑芝麻。

用法：当早餐或晚餐食用。

功效：滋阴补肾、安神降压。

15. 马兰头

（1）性味、归经和功效：性微寒、味苦辛。归肺、肝经。功效为清热解毒、止血利尿、消食。

（2）营养成分：每100克中，含有钙77毫克，钾235毫克，钠7.7毫克，钾因子30.5，镁26毫克，蛋白质2.2克，碳水化合物4.2克，膳食纤维2克，维生素C 40毫克。

（3）常用食谱

①清炒马兰头

配方：马兰头250克，精盐味精适量。

制法：马兰头洗净对切，炒锅置火上倒入食油适量，烧八成热时倒入马兰头翻炒至熟透，加入精盐味精即可装盘。

用法：佐餐食用。

功效：清肝火降血压。

②马兰头炒香干

配方：马兰头200克，香干50克，白糖、精盐、味精、陈醋适量。

制法：马兰头洗净切段，香干切丝。炒锅置火上倒入

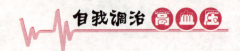

食油适量，八成热时倒入马兰头翻炒至半熟时，加白糖、陈醋适量，同时加入香干丝，再翻炒几遍，加精盐、味精翻炒一下，即可关火装盘。

用法：佐餐食用。

功效：清肝火降血压。

③冷拌马兰头

配方：马兰头200克，酱油、白糖、精盐、味精、陈醋、麻油适量。

制法：马兰头洗净，马兰头洗净放入沸水中余两分钟，捞出沥干切段装盘，拌入酱油、白糖、精盐、味精、陈醋适量，浇上麻油即可。

用法：佐餐食用。

功效：清肝火降血压。

16. 荠菜

（1）性味、归经和功效：性凉、味甘淡。归肝、脾经。具有凉血、止血、清热利尿和清肝明目、降压、降胆固醇和甘油三酯的功效。

（2）营养成分：荠菜含有丰富的胆碱、乙酰胆碱、谷固醇和季胺化合物等。每100克中，含蛋白质2.9克，脂肪0.4克，碳水化合物4.7克，膳食纤维1.7克，钙294毫克，铁5.4毫克，磷81毫克，钾280毫克，钠31.6毫克，钾因子30.5，镁37毫克，维生素C 43毫克，胡萝卜素2.6

毫克。

（3）常用食谱

①凉拌荠菜

配料：荠菜250克，陈醋、白糖、酱油、精盐、味精、麻油适量备用。

制法：荠菜洗净放入沸水中氽两分钟，捞出沥干切段装盘，拌入酱油、白糖、精盐、味精、陈醋适量，浇上麻油即可食用。

用法：佐餐食用。

功效：清火降压。

②炒荠菜

配方：新鲜荠菜250克，精盐、味精适量。

制法：荠菜洗净切段，炒锅置火上，八成热时加入食油，倒入荠菜翻炒至熟，加入精盐、味精后翻炒一下，即可熄火装盘。

用法：佐餐食用。

功效：清火降压。

③荠菜蛋汤

配料：荠菜100克，鸡蛋一个，精盐、味精适量。

制法：荠菜洗净切段，鸡蛋打入碗中打散蛋黄。锅置火上加入适量食油，烧五成熟时，加入荠菜翻炒几下加入适量清水烧开，倒入蛋液搅拌几下，加入精盐味精后即可熄火装碗。

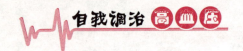

用法：佐餐食用。

功效：清火降压。

④荠菜饺子

配料：面粉500克，荠菜300克，五花肉150克，精盐、味精、酱油、葱花、食油适量。

制法：面粉加水搅拌做饺子皮。荠菜洗净切碎，五花肉剁碎与荠菜一起搅拌，加入调料做成饺子馅，包成饺子。

用法：吃饺子。

功效：辅助降压。

⑤荠菜汤

配方：荠菜30克，车前子15克。

制法：荠菜洗净，车前子用纱布包好，放入砂锅中加清水熬煮，20分钟后熄火，去渣取汁。

用法：服汁，每日一剂。

功效：利尿降压，适用于各类高血压患者。特别对伴有心功能不全，肢体浮肿者，效果显著。

17. 海蜇皮

（1）性味、归经和功效：性平、味咸。归肝、肾经。具有清热、化痰、消化和润肠的作用。

（2）营养成分：每100克中，含蛋白质5克，碳水化合物9.8克，镁49毫克，钾105克。经动脉实验证明具有降压作用。

（3）常用食谱

①海蜇丝凉拌萝卜丝

配方：海蜇 200 克，萝卜 150 克，陈醋、白糖、酱油、精盐、味精、麻油适量备用。

制法：海蜇皮洗淡切细丝待用，萝卜洗净切丝装入容器加盐拌匀，10 分钟后用手揉捻（手带一次性手套）是萝卜汁逐渐释出，待萝卜丝变软便可装盘，加入陈醋、白糖、酱油、精盐、味精拌匀，淋上麻油即可。

用法：佐餐食用。

功效：清热降压。

②海蜇皮冷拌黄瓜丝

配方：海蜇 200 克，黄瓜 150 克（约 1 根），陈醋、白糖、酱油、精盐、味精、麻油适量备用。

制法：海蜇皮洗淡切细丝，黄瓜洗净刨条，即可装盘，加入陈醋、白糖、酱油、精盐、味精拌匀，淋上麻油即可。

用法：佐餐食用。

功效：清热降压。

③冷拌菠菜海蜇丝

配方：菠菜根 100 克，海蜇皮 50 克，香油、酱油、精盐适量。

制法：菠菜根洗净在沸水煮 2～3 分钟，捞出切段，海蜇洗淡切丝一起拌匀装盘，加入酱油、精盐，淋上香油。

用法：佐餐食用。

功效：清热降压。

④海蜇荸荠汤

配方：海蜇150克，荸荠350克。

制法：海蜇洗净切丝，荸荠洗净切片入锅，加水1000毫升，武火煎，煎至汁水剩约250～300毫升时。关火，倒出汁液。

用法：空腹顿服。

功效：滋阴、清热、降血压。

18. 赤小豆

（1）性味、归经和功效：性平、味甘。归肺、肾、脾经。具有降压、降脂、调节血糖等作用。

（2）营养成分：每100克中，热量317千卡，蛋白质21.5克，脂肪1.3克，碳水化合物55.7克，膳食纤维7.7克，钙89毫克，铁6.5毫克，磷3420毫克，钾1502毫克，钠1.3毫克，镁140毫克，锌2.3毫克，维生素A 32毫克，维生素E 1.5毫克，叶酸128微克，胡萝卜素0.8毫克。

（3）常用食谱

①赤小豆糯米饭

配料：赤小豆100克，糯米300克。

制法：赤小豆洗净水发3小时，入锅加水适量煮10分钟，关火。把煮赤小豆的水沥出，用来浸泡糯米，1小时后把赤小豆拌入糯米上蒸锅蒸，蒸熟即可食用。

用法：当主食食用。

功效：利水降压降脂。

②赤小豆鸭肉粥

配方：赤小豆30克，粳米80克，鸭肉20克，精盐、葱花适量。

制法：赤小豆洗净水发3小时，粳米淘洗，鸭肉洗净切小块，把三种食材入锅熬粥，粥熟后加精盐葱花即可。

用法：当早餐或晚餐食用。

功效：利水降压。

19. 马铃薯

（1）性味、归经和功效：性温、味甘。归脾、胃经。功效：土豆具有低热量的特性，是理想的减肥食品。含丰富钾元素，是一种碱性食品。所含的钾元素能取代机体内的钠，有利于肾炎水肿患者的康复以及降血压。

（2）营养成分：每100克中，热量88千卡，蛋白质1.7克，脂肪0.3克，碳水化合物19.6克，膳食纤维0.3克，钙47毫克，铁0.5毫克，磷64毫克，钾302毫克，钠0.7毫克，镁23毫克，维生素C 16毫克。

（3）常用食谱

①烤土豆

配方：选择小土豆300克，精盐适量。

制法：小土豆洗净不削皮不切开，装入高压锅，加适量清水烤，15分钟左右，即有土豆香气喷出，这时可以关火，稍冷一会儿，打开锅盖，加精盐味精适量与土豆拌匀，即可装盘。

用法：既可佐餐，也可当点心。

功效：辅助降压。

②红烧土豆

配料：选择大点的土豆500克，白糖、米醋、料酒、酱油、精盐、味精、葱花适量。

制法：土豆洗净、削皮、切块，装入高压锅，加水适量猛火烧，待高压锅盖子几番响过，即可熄火，稍冷却，高压锅里的汤汁和土豆倒入炒锅，拌入米醋、白糖、料酒、酱油，与土豆翻炒，最后加入味精葱花，即可装盘。

用法：佐餐食用。

功效：辅助降压。

20. 鹌鹑蛋

（1）性味、归经和功效：性平、味甘。归脾、胃经。鹌鹑蛋中的物质分子较小，所以营养比鸡蛋更容易比人体吸收。鹌鹑蛋含丰富的脑磷脂与卵磷脂，是人体神经活动的重要营养物质，所含的芦丁等物质是心血管疾病患者的理想滋补品，可辅助治疗肥胖型高血压，血管硬化等疾病。但是脑血管意外的患者，不宜多食。

（2）营养物质：每100克中，热量160千卡，蛋白质

12.8克，脂肪11.1克，碳水化合物2.1克，钙47毫克，磷180毫克，钾138毫克，钠106.6毫克，碘37.6微克，镁11毫克，锌1.6毫克，铁3.2毫克，硒25.5微克，维生素A 337微克，维生素E 3.1毫克。

（3）常用食谱

①甜酒酿蛋羹

配方：甜酒酿50克，鹌鹑蛋5只，水淀粉适量。

制法：砂锅置火上倒入清水350毫克左右，水开加入甜酒酿，打入鹌鹑蛋，蛋熟即进行勾芡，勾芡后关火装碗即可。

用法：当点心食用。

功效：活血滋阴降压。

②水煮鹌鹑蛋

配方：鹌鹑蛋6只。

制法：鹌鹑蛋在砂锅中水煮，煮熟后剥壳蘸酱油食用。

用法：佐餐食用。吃鹌鹑蛋最多不能超过6个，因为6个鹌鹑蛋相当于2个鸡蛋的量。

功效：强身、健脑、降压、软血管。

21. 鲍鱼

（1）性味、归经和功效：性寒、味咸。归肝、肾、脾经。鲍鱼名为鱼，其实属贝类，其肉质细嫩，味鲜美。鲍鱼有滋阴、养阳、平肝、滋肾，能调整肾上腺分泌，具有双向调节血压的作用。还具有养肝明目，治疗肝火上逆、头晕目眩、高血压眼底出血等症。

（2）营养成分：每 100 克中，热量 84 千卡，蛋白质 12.6 克，脂肪 0.8 克，碳水化合物 6.6 克，钙 266 毫克，铁 22 毫克，磷 77 毫克，钾 136 毫克，钠 2011.7 毫克，铜 0.7 毫克，镁 59 毫克，锌 1.8 毫克，硒 21.4 微克，维生素 A 24 毫克，维生素 C 1 毫克，维生素 D 24.0 毫克，维生素 K 23 微克，叶酸 22 微克。

（3）常用食谱

瘦肉鲍鱼汤

配方：带壳鲍鱼 400 克，瘦猪肉 20 克，味精、粗杨、葱花适量。

制法：把鲍鱼肉和壳分离，清洗干净，将鲍鱼肉切片，瘦猪肉洗净切丝，砂锅置火上加清水适量，把鲍鱼肉和肉丝一同放入锅里，文火煲汤约一小时，加精盐、味精、葱花即可关火装碗。

用法：喝汤。

功效：养肝、明目、降血压。

22. 牡蛎

（1）性味、归经和功效：性平、味甘咸。归心经。功效：牡蛎含有牛磺酸，能促进胆汁分泌，提供肝脏的解毒功能。牡蛎含维生素 B，对于高血压伴有缺铁性贫血的治疗比较有利。

（2）营养成分：每100克中，热量85千卡，蛋白质5.2克，脂肪2.6克，碳水化合物10.2克，胆固醇77克，钙119毫克，铁7.1毫克，磷120毫克，钾59毫克，钠24.1毫克，镁14毫克，锌5.5毫克，硒72.8微克，维生素A 20毫克，维生素E 1.2毫克。

（3）常用食谱

①牡蛎紫菜汤

配方：牡蛎肉50克，紫菜20克，精盐、味精等调料适量。

制法：牡蛎肉洗净与紫菜（撕碎）一起入砂锅，加水适量旺火煮，煮开即可加入精盐、味精等调料，有特殊口味者，还可以加入胡椒、葱花等。

用法：喝汤佐餐。

功效：清肝、活血、降压。

②牡蛎汤

配方：牡蛎50克，葱花精盐适量。

制法：牡蛎入锅烧熟，加入精盐、葱花即可。

用法：佐餐食用。

功效：滋阴降压。

23. 绿豆

（1）性味、归经和功效：性凉、味甘。归心、胃经。具有清热解毒、消暑利水。

（2）营养成分：每100克中，钙36毫克，钾1250毫克，钠1.2毫克，镁146毫克，蛋白质22.7毫克，碳水化合物52.2克，膳食纤维9.2克，钾因子高达1041.7，因此是降压的良好食物。

（3）常用食谱

①绿豆汤

配方：绿豆50～100克，冰糖适量。

制法：绿豆洗净水发3小时，倒入高压锅加水适量，猛火炖，待高压锅盖子响几下改用文火，一般15分钟即可炖烂，稍冷却起盖加入冰糖即可。

用法：可当点心食用，绿豆汤宜夏天食用，其他季节不宜。

功效：清暑热、平肝火、降血压。

②绿豆银杏叶大枣汤

配方：绿豆150克，银杏叶15克，大枣10克。

制法：绿豆洗净水发3小时，银杏叶纱布包裹，大枣洗净切开，一起放入高压锅，加水适量猛火炖，待高压锅盖子响几下改用文火，一般15分钟即可炖烂，稍冷却起盖，拿掉银杏叶，加入冰糖即可。

用法：可当作点心食用。

功效：降血压，养心气，补心血。

③绿豆海带汤

配方：绿豆100克，海带100克，冰糖适量。

制法：绿豆洗净水发3小时，海带水发24小时并多次换水。两种食料一起放入高压锅，加水适量猛火炖。待高压锅盖子响过几次，改文火再炖15分钟即可炖烂，稍冷后起盖，加入冰糖即可食用。

用法：可当作点心食用，或加盐食用。

功效：消暑利水，降血压。

24. 银耳（白木耳）

（1）性味、归经和功效：性平、味甘。归肺、胃、肾经。功效为滋阴润肺，益胃生津。

（2）营养成分：每100克中，含钙262毫克，钾586毫克，钠9.7毫克，镁54毫克，蛋白质12.6毫克，碳水化合物38.7克，膳食纤维26.9克，钾因子60.4。另外，还有银耳多糖等活性成分，能增强机体的非特异性和特异性免疫功能，降低血中胆固醇和甘油三酯的含量，增强血管的正常生理机能，促进血液循环，有利降压。

（3）常用食谱

①清脑羹

配方：银耳10克，杜仲10克。

制法：银耳水发2小时，杜仲水煎30分钟弃渣后取汁，与银耳共煎，至银耳烂熟，加入适量冰糖即可食用。

用法:每日一次,可延年益寿。

功效:滋补肝肾,强股膝,降血脂降血压。特别适用于阴虚头晕,股膝酸软的老年高血压患者。

②银耳汤

配方:干银耳10克,冰糖适量。

制法:银耳水发2小时,放入高压锅,加清水适量,文火炖至烂熟,加入冰糖适量,即可食用。

用法:可当心食用。

功效:滋阴润肺,益胃生津降血压。

25. 山药

(1)性味、归经和功效:性平、味甘。归肺、脾、肾经。功效为健脾、补肺、固肾、益精。

(2)营养成分:每100克鲜山药中,含钾452毫克,钠18.6毫克,镁20毫克,蛋白质1.5毫克,碳水化合物14.4克,膳食纤维0.8克,钾因子43.3,热量64千卡。

山药含有大量黏液、蛋白质、维生素及微量元素,能有效组织血脂在血管壁中的沉淀,防止动脉硬化,能有效防止心血管疾病。有强健机体,滋肾益精的作用,对肾亏、遗精,妇女白带多、小便频多等症有一定疗效。对改善脾胃消化吸收功能、治疗肺虚久咳有一定的作用。山药还有具有益智安神、降低血糖的作用。

（3）常用食谱

①山药炒鸭肉

配方：鸭肉 200 克，山药 150 克，陈醋、料酒、白糖、酱油、精盐、味精、水淀粉、香油、葱花适量。

制法：鸭肉洗净切条在沸水中焯约 3 分钟，捞出洗去血沫，山药削皮切条状。炒锅置火上，放适量食油待五成熟时，放入山药翻炒至五成熟时加入鸭肉，同时加料酒、陈醋、白糖、酱油翻炒，再加水适量盖上锅盖焖一会，两分钟后掀起锅盖，加入精盐味精翻炒，用水淀粉勾芡后装盘，撒上葱花，浇上葱花即可上桌。

用法：佐餐食用。

功效：滋阴降火补虚，降压。

②山药粥

配料：山药 50 克，粳米 100 克。

制法：山药削皮切块，粳米淘净，共装入高压锅，加水适量炖至粥稠即可。

用法：当早餐或晚餐食用。

功效：和胃安神。

26. 鸭肉

（1）性味、归经和功效：性微寒、味甘咸。归脾、胃、肺、肾经。功效为滋阴养胃，利水消肿。

（2）营养成分：每 100 克鸭肉中，含热量 149 千卡，蛋白质17.3毫克，脂肪9克，碳水化合物0.2克，钙12克，铁2.5克，磷84克，钾100毫克，钠80.7毫克，铜0.2毫克，镁14毫克，锌0.9毫克，硒10微克，维生素A 47微克，维生素D 136微克，泛酸1.13毫克，烟酸2.4毫克。

鸭肉具有清热解毒，滋阴降火和滋补的功效，对妇女妊娠有很好的治疗的作用。有凉血、降低胆固醇的作用，能防止妊娠高血压综合征。还具有清除人体的自由基和保护心脏的作用。

（3）常用食谱：啤酒烤鸭，红烧烤鸭。

27. 醋

（1）性味、归经和功效：性温、味酸。归脾、胃经。功效为消除疲劳，健脾开胃，软化血管，降低胆固醇，辅助治疗高血压和心血管疾病。

（2）营养成分：每100克醋，含热量30千卡，蛋白质2.1克，脂肪0.3克，碳水化合物4.9克，钙17毫克，铁6毫克，磷96毫克，钾351毫克，钠262.1毫克，镁13毫克，锌1.2毫克，维生素B族少量。

（3）常用食谱

①醋泡香菇：将洁净的香菇放入盛容内，倒入醋放冰箱冷藏，一个月后即可食用。醋浸香菇能降低人体内胆固醇的含量，改善高血压和动脉硬化患者的症状。

②醋泡海带：将海带切成细丝，按1∶3的比例加食醋

浸泡，冷藏10天，即可食用。海带还有丰富的钙、磷、铁、钾、碘和多种维生素，具有强健骨骼，防止软骨病和改善高血压症状等功效。

③醋泡玉米：取玉米500克煮熟滤干，加入食醋1000毫升浸泡24小时，再取出玉米晾干。每日早晚各嚼服20~30粒，有明显降血压作用。

④醋泡黄豆：将煮熟的黄豆放入瓷瓶中，倒入食醋浸泡。黄豆与食醋的比例为1:2，严密封口后置于阴凉通风干燥处，7天后食用。每次服15~20粒，每日3次，空腹嚼服。有防止高血压与降血脂、降胆固醇的作用，可预防动脉粥样硬化。

四、选择常用降压饮料，养成天天饮用习惯

1. 杭白菊茶

（1）性味、归经和功效：性微寒、味甘苦。归肺、肝经。具有散风清热，平肝，明目，降血压的功效。

（2）营养成分：菊花为高钙高钾饮品，每100克中，含钙345毫克，钾184毫克，钠37.7毫克，钾因子4.9，镁283毫克，蛋白质14克，碳水化合物34克，膳食纤维22.9克。

若一个人在每天的饮食中摄取1000毫克的钙，可使轻中度高血压患者的血压明显下降。

（3）饮用方法：杭白菊3克，苦丁茶2克，沸水冲泡后加杯盖10分钟，10分后即可饮用。可重复冲泡多次。1天1剂。

2. 决明子茶

（1）性味、归经和功效：性微寒、味甘苦。归肺、肝经。功效为散风清热，平肝，明目，降压。

（2）营养成分：决明子含油脂4.65%～5.97%，油脂的主导成分为棕榈酸、硬脂酸、油酸、亚油酸、细氨酸、蛋氨酸等20多种氨基酸及铁、锌、锰、铜等矿物质和维生素A类物质、蒽醌类、萘并吡等具有降压作用的物质。大量临床研究也表明，决明子有良好的降压作用。另外，决明子还有通便作用，因此，对有便秘症的高血压患者更适合。

（3）饮用方法：决明子15～20克，枸杞子5～10克，煮沸。15分钟后饮用，可反复冲泡多次。1天1剂。若大便溏薄，决明子减至5～10克，若大便稀，停药。

3. 苦丁茶

（1）性味、归经和功效：性寒、味苦甘。功效为散风热，泻肝火，清头目，降血压，降血脂。

（2）营养成分：苦丁茶含有多种维生素和矿物质，素有降压茶、减肥茶之称。

（3）饮用方法：杭白菊3克，苦丁茶2克，沸水冲泡

10分钟后饮用，可反复冲泡多次。1天1剂。

4. 绿茶

（1）性味、归经和功效：性凉、味苦。归心、肺、胃经。功效为清头目、除烦热、化炎、消食利尿解毒。

（2）营养成分：绿茶含丰富的钾、钙和镁。每100克中，含钙175毫克，钾2060毫克，镁199毫克，钠51毫克，钾因子40.4，蛋白质35.6克，碳水化合物47.6克，维生素C 15毫克，另外还有丰富的茶多酚。茶多酚可增加毛细血管弹性，防止维生素C氧化，具有抑制动脉粥样硬化的作用。

（3）饮用方法：绿茶3~5克，沸水冲泡，加盖10分钟后饮用。可反复冲泡多次。1天1:0剂。

5. 枸杞茶

（1）性味、归经和功效：性平、味甘。归肝、肾经。功效为养阳补血、益肾明目。

（2）营养成分：枸杞子含钙、钾、镁丰富。每100克枸杞含钙80毫克，钾194毫克，镁126毫克，蛋白质14.8克，碳水化合物55.4克，膳食纤维13.4克，胡萝卜素23880微克，现代研究表明，枸杞子具有降血压作用。

（3）饮用方法：见决明子茶。

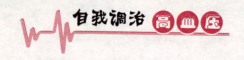

五、选择常用降压水果，养成天天吃的习惯

1. 苹果

（1）性味、归经和功效：性平、味甘。功效为生津润肺、除烦、解暑、开胃、醒酒。

（2）营养成分：据报道，在高血压多发地区，常吃苹果者很少得高血压病。究其原因在于苹果中含有大量的钾。每100克苹果含有，钾199毫克，钙3毫克，钠1.6毫克，钾因子74，镁6毫克，蛋白质0.5克，碳水化合物11.5克，膳食纤维1.2克，胡萝卜素C 6毫克。苹果属于高钾因子水果，高血压患者常食用，有利于血压稳定。

（3）食用方法：洗净生吃，每日1～2个。

2. 香蕉

（1）性味、归经和功效：性寒、味甘。归脾、胃经。功效为清热、润肠、解毒。

（2）营养成分：香蕉含有丰富的钾和钙，每100克中含有钾23毫克，钙33毫克，钠9.2毫克，钾因子2.5，蛋白质1.5克，碳水化合物20.3克，膳食纤维1.1克。此外，还含有丰富的维生素C、维生素P、素生素E，有利于加强血管弹性，促进胆固醇代谢，预防动脉硬化，有利降压。

（3）食用方法：每日吃1～3支。

3. 梨

（1）性味、归经和功效：性凉、味甘。功效为清热化炎，生津润燥。

（2）营养成分：梨属高钾低钙食物，每100克中含有钾101毫克，钠0.5毫克，钾因子202。钾能促进体内钠离子和水分的排泄，减少血容量而使血压降低。

（3）食用方法：每日1~2个。注意：吃梨后两小时内，不能吃蟹，以免伤肠胃引起腹泻或腹痛。也不要在吃梨后，一小时内喝开水，否则可能导致腹泻。

4. 柿子

（1）性味、归经和功效：性寒凉、味甘甜。归肺、胃、大肠经。功效为清热、润肺、止渴。

（2）营养成分：柿子属于高钾低钠食物，含维生素C丰富。每100克中含有钾101毫克，钙7毫克，钠1.4毫克，钾因子72，镁8毫克，碳水化合物12.3克，维生素C 34毫克。

（3）食用方法：每日3~4个，柿子不宜空腹食用。

5. 荸荠

（1）性味、归经和功效：性凉、味甘。归肺、胃、大肠经。功效为清热生津，止渴。

（2）营养成分：荸荠属于高钾低钠食物。每100克中含有钾100毫克，钙7毫克，钠1.4毫克，钾因子72，镁8

毫克，碳水化合物 12.3 克，维生素 C 34 毫克。另外还有荸荠磷、铁及维生素 B_1、维生素 B_2 等。

（3）食用方法：削皮生吃。也可与其他食物一起制作降压食物或汤料。

①荸荠海带茶

配料：荸荠 10 个，海带 25 克，玉米须干品 25 克。

制作：荸荠（不削皮）洗净切开，海带水发 24 小时洗净切段，玉米须水发。三种食料一起入锅，加水适量清水煎半小时，即可服用。

用法：每日 1 剂，分两次饮服。

功效：清火降压。

②荸荠海蜇汤

配料：荸荠 250 克，海蜇 150 克。

制法：海蜇洗淡切丝，荸荠洗净不削皮对切开，两味食料入锅加水 800 毫升，旺火煎，浓缩到 300 毫升止。

用法：空腹服用。

功效：滋阴祛热降压。

6. 西瓜

（1）性味、归经和功效：性寒、味甘。归心、胃、膀胱经。功效为清热解暑，除烦止渴，利小便降血压。

（2）营养成分：每 100 克西瓜，含热量 34 千卡，蛋白质 0.5 克，碳水化合物 8.1 克，膳食纤维 0.2 克，钙 13 毫克，铁0.2毫克，磷8毫克，钾120毫克，钠2.3毫克，镁11毫克，维生素A 20毫克，维生素C 10毫克，胡萝卜素1.1毫克。

西瓜有消炎降压，减少胆固醇沉积，软化血管，预防心血管系统疾病的作用。西瓜所含的配糖体，具有利尿降压的作用，对肾炎有特殊治疗作用。

（3）食用方法：夏天时经常食之。

7. 猕猴桃

（1）性味、归经和功效：性寒，味甘酸。归肾、胃经。功效为解热止渴，通淋。

（2）营养成分：猕猴桃营养丰富，每100克中，钾128毫克，钠19毫克，钾因子6.7，膳食纤维12.7毫克，维生素C 10毫克。

（3）食用方法：经常食之。

8. 葡萄

（1）性味、归经和功效：性平，味甘酸。归肺、脾、肾经。功效为解表，利尿，安眠。

（2）营养成分：葡萄营养丰富，每100克中，钾128毫克，钠2毫克，钾因子64，钙7毫克，磷17毫克，属高钾低钠食物。

（3）食用方法：经常食之。

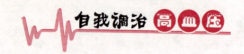

9. 柑橘

（1）性味、归经和功效：性温，味甘酸。归肺、脾经。功效为富含维生素 C 与柠檬酸，具有美容和消除疲劳的作用。所含的橘皮可以加强毛细血管的韧性，降低血压，扩张心脏冠状动脉，降低沉积在动脉中的胆固醇，有助于动脉粥样硬化的胆固醇，有助于动脉粥样硬化发生逆转。还有治疗气滞积食，消化不良等症的效果。

（2）营养成分：每 100 克中，热量 42 千卡，蛋白质 0.8 克，脂肪 0.4 克，碳水化合物 8.9 克，膳食纤维 1.4 克，钙 35 毫克，铁 0.2 毫克，磷 18 毫克，钾 177 毫克，钠 1.3 毫克，镁 16 毫克，维生素 A 277 毫克，维生素 C 33 毫克，叶酸 36 微克，生物素 62 微克。

（3）食用方法：经常食之。

六、不同体质高血压患者的食物选择

1. 平和质高血压患者如何选择适宜食物

平和质高血压患者，由于体内阴阳平衡，各种具有降压作用的食物均可选用。患者可根据四季气候特点，选择适宜的降压食物。如秋季注意滋养津液，可适量饮开水、淡茶、豆浆等饮料，并适当选食能够润肺清燥、养阴生津的食物，如秋梨、荸荠、柿子、百合、银耳等；要少吃辛辣、油炸、烈性酒及干燥的膨化食品。冬天，藏热量为主，宜多食鸭肉、萝卜、核桃、栗子、白薯等。夏天养心最重要。与心脏对应的颜色是红色，可选择红色的具有降压作用的食物。常见的红色食物有：草莓、西红柿、西瓜、胡萝卜、山楂等。

2. 阴虚质高血压患者如何选择适宜食物

阴虚质高血压患者体内精血津液等阴液亏少，因此应选择既可调理阴虚体质——具有滋阴生津作用，又能降低血压的食物。饮食原则为低盐（<6克/日），低动物脂肪，低胆固醇，植物油（20~25克/日），BMI≥25kg/m² 者低热量；多食性平、凉或寒，味淡、甘或苦，具有清热生津，滋阴潜阳作用，含钾、钙、镁、食物纤维及蛋白质等丰富的蔬菜、水果、杂粮、鱼类等食品；限制烟酒及温热性食物。

（1）菜肴类：旱芹菜、冬瓜、茄子、芦笋、西红柿、苦瓜、菠菜、胡萝卜、香菇、山药、茼蒿、马兰头、荠菜、黄瓜、豌豆、绿豆、豆腐、豆腐皮、素儿、香干、海带、紫菜、黑木耳、黑芝麻、海蜇皮、牡蛎、鸭肉等。

（2）粥类：绿豆粥、银耳粥、红枣粥等。

（3）饮料：杭白菊花茶、枸杞子茶、决明子茶、绿茶、苦丁茶、银耳汤、绿豆汤等。

（4）水果：苹果、香蕉、梨、柿子、荸荠、西瓜、葡萄、猕猴桃等。

（5）禁忌火锅、狗肉、羊肉、雀肉、雄鸡、海马、海龙、獐肉、胡椒、辣椒、花椒、桂皮、大茴香、小茴香、丁香、薄荷、大蒜、洋葱、生姜、锅巴、炒花生、炒黄豆、炒瓜子、爆米花等食物；少吃龙眼肉、荔枝、佛手柑、杨梅等温性水果；禁忌红参、鹿茸、鹿鞭、熊掌、肉苁蓉、川芎等温热性滋补品；禁用五香粉、胡椒粉等温热性调味品。

3. 阳虚质高血压患者如何选择适宜食物

阳虚质高血压患者阳气不足，以虚寒表现为主，因此，饮食宜选用具有益火温补的降压食物，禁忌苦寒泻火的食物。羊肉性温，味甘，为温补佳品，有温中暖下、益气补虚的作用。阳虚之人宜在秋冬以后常食之，可以收到助元阳、补精血、益虚劳的温补强壮效果。生姜偏于散寒，干姜更有温中回阳，尤其是有温暖脾阳的作用。韭菜、大蒜、洋葱、海虾、大枣、荔枝、龙眼（桂圆）、板栗等温性食品，同时具有降血压的作用，应经常食用。

4. 痰湿质高血压患者如何选择适宜食物

痰湿质高血压患者体内水液内停而痰湿凝聚，应选用具有除湿利痰作用的降压食物。适宜的食物有：①蔬菜类：山药、芋头、韭菜、金针菜、木耳、南瓜、冬瓜、丝瓜、黄瓜、苦瓜、甜瓜、芹菜、苋菜、荠菜、白萝卜、胡萝卜、西红柿、藕、茼蒿、茭白、竹笋、茄子、洋葱、辣椒、葱、姜、蒜等。②主食类：薏米、荞麦、燕麦、小米、小麦、大米、玉米。③水果类：西瓜、香蕉、苹果、荔枝、柠檬、栗子等。④鱼虾类：鲫鱼、鲢鱼、鳊鱼、带鱼、河虾、海参、海蜇等。⑤豆类及其制品：黄豆、绿豆、蚕豆、红小豆、豆腐、豆浆等。⑥蛋奶类：鸭蛋、鹌鹑蛋、牛奶。⑦其他：荷叶、菊花、莲藕粉、茯苓饼。

5. 气虚质高血压患者如何选择适宜食物

气虚质高血压患者元气不足，机体脏腑功能低下，因此应选择具有益气健脾的降压食物。常用的食物有：①粳米：性平、味甘，具有补脾，益五脏，壮气力的功效；②糯米：性温，味甘，具有补脾益气的作用，脾虚者宜煮粥服食；③红薯：性平、味甘，具有补中、暖胃、肥五脏的功效，脾虚的高血压患者，可用红薯当主粮；④薏苡仁：性微寒、味甘，能健脾益胃，用薏苡仁同粳米煮粥服食，相得益彰；⑤鸡肉：性温，味甘，补脾益气，补精填髓。可用黄芪煨老母鸡来益气补虚。⑥大枣：性温，味甘，有补脾胃、益气血的作用，脾虚气血不足的高血压患者，宜用大枣煨烂服食。⑦其他：山药、白扁豆、胡萝卜、马铃薯、香菇、菜花、豆腐、牛肉、鸡蛋、鲫鱼、鲈鱼、苹果、花生、香蕉等。

6. 血瘀质高血压患者如何选择适宜食物

血瘀质高血压患者体内存在血液运行不畅的潜在倾向或瘀血内阻的病理基础，因此选用具有行气、活血功效的降压食物。适宜的食物有：①蔬菜类：白萝卜、油菜、韭菜、洋葱、黑大豆、黄豆、香菇、黑木耳、大蒜等；②水果类：柑橘、柠檬、柚子、金橘等；③其他：生姜、茴香、桂皮、丁香、山楂、桃仁、银杏、玫瑰花茶、茉莉花茶等。

但是，有些食物不适合。如：甘薯、芋艿、蚕豆、栗子等容易胀气的食物，肥肉、奶油、鳗鱼、蟹黄、蛋黄鱼、巧克力、油炸食品、甜食等会增高血脂，影响气血运行。

7. 湿热质高血压患者如何选择适宜食物

湿热质高血压患者湿热内蕴，应选择具有祛湿清热的降压食物。如薏米、红豆、绿豆、芹菜、黄瓜、藕、扁豆、空心菜、苋菜、芹菜、苦瓜、冬瓜、西瓜等食物。尤其是薏米、红豆是湿热质高血压患者的绝好保健品。

8. 气郁质高血压患者如何选择适宜食物

气郁质高血压患者长期情志不畅、气机郁滞，因此应选择具有行气解郁的降压食物。如小麦、海带、萝卜、金橘、黄花菜、山楂、玫瑰花等食物；忌食辛辣、咖啡、浓茶等刺激性食物，少食肥甘厚味的食物。

9. 特禀质高血压患者如何选择适宜食物

特禀质高血压患者是指患者为特异性体质，往往对某种物质发生过敏。中医认为过敏主要是肺气不足，卫表不固；正气不足是过敏性疾病发生的内在原因。因此，应选择具有益气固表功效的降压食物。建议：每年春夏之际经常服用药膳"鳝鱼煲猪肾"来益气固表、温肾健脾。这是一款没有任何药材的药膳，非常适合过敏体质的人服用。取黄鳝250克用盐或热水洗去黏液，洗净；猪肾100克用盐或生粉揉洗干净；然后将黄鳝、猪肾与生姜3片一起放进瓦煲内，加入清水2000毫升（约8碗量），武火煮沸后，改为文火煲2小时，加入适量盐即可。

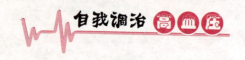

第四章 自我降压——穴位按摩

一、了解穴位知识 天天自我按摩

1. 什么是穴位

穴位是人体脏腑经络之气，注于体表的特定部位，是疾病的反应点，也是按摩治病的关键部位。中医将穴位称为"腧穴"。人体有52个单穴，309个双穴，48个经外奇穴，共409个穴位。

穴位既是经络之气浇注于体表的部位，又是疾病反映的于体表的部位，也是针灸按摩气功等疗法的施术部位。人体的穴位分为十四大经穴、阿是穴和奇穴三大类。

（1）十四经穴：是指十二大经脉，即手、足、三阴、三阳加上任督二脉循行线上的穴位，有固定的名称，固定的位置和归经，是穴位的主导部分。

（2）奇穴：也称"经外奇穴"是指十四大经络之外，具有固定名称，固定位置和具有特殊治疗作用的穴位，与经络密切联系，一般都是在阿是穴基础上发展和总结出来的。

(3) 阿是穴：指以压痛点或其他病理反应点作为治疗的穴位，又称"不定穴"，没有固定的名称，也没有固定的主治疾病。取穴方法是，按压时有胀、酸、麻、痛的部位，作为施治点。中医认为，"阿是穴"通过经络系统与脏腑组织相联系，而经络系统在生理上具有沟通上、下、内、外的作用，病理上又是病邪由表及里的传导途径。所以"阿是穴"是治疗的最佳刺激点，实际上也是某些疾病的反射点。在临床上被广泛用于诊断和治疗。

2. 什么是穴位按摩

穴位按摩是指运用手和手指的技巧以及多种器材，在人体一定的经络穴位上，进行推、按、点、拿、拍、搓、捏、揉等连续动作，通过手法和器械的局部刺激作用，促进机体的新陈代谢，以到达预防、健身、除病的目的。

穴位具有接受刺激，防治疾病的作用。它不仅是气血输注的部位，也是邪气滋生的处所，运用按摩手法对穴位施以刺激，可以疏通经络，调整气血，促进阴阳平衡，脏腑和谐，从而达到扶正祛邪的目的。由于其简便易行，无需任何条件，可以进行自我按摩，所以历来受到人们欢迎。

3. 自我穴位按摩方法有哪些

经络穴位按摩主要采用点、按、揉三大手法，现介绍如下：

(1) 点：用拇指、食指或中指指尖按在穴位点上，持续用力。

（2）按：双手相叠，用手掌掌根或肘尖按在穴位点及其周围部位，持续用力。或用拇指端至于施术部位或穴位上，其余四指张开，置于相应位置以支撑助力。

（3）揉：用拇指、食指或中指指尖按在穴位点上，沿着经络气血方向或逆向揉动，以达到补泻的作用。

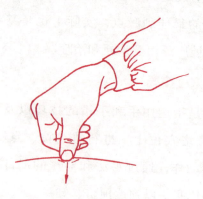

图4-1 指点法

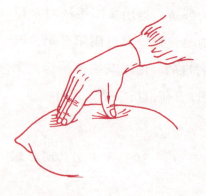

图4-2 指按法

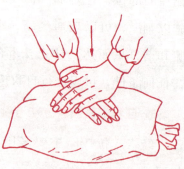

图4-3 掌按法

第四章 自我降压——穴位按摩

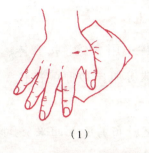
（1）

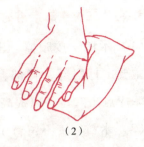
（2）

图4-4 大鱼际揉法

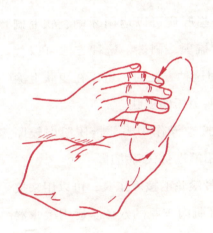

图4-5 掌根揉法

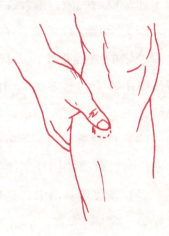

图4-6 拇指揉法

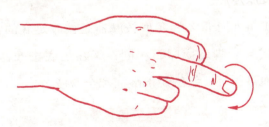

图4-7 中指揉法

4. 自我穴位按摩常用的辅助工具有哪些

(1) 木槌、按摩棒、击打棒：用木槌、按摩棒、击打棒，主要击打肩部、背部、大腿等肌肉较厚的部位，也可用按摩棒点击穴位，以提高按摩疗效。

(2) 米粒、王不留行子：把胶布剪成1厘米×1厘米，胶布中央粘一粒米或王不留行子，粘贴到患者施术后的穴位上，加以微刺激，继续保持按摩效果。

(3) 牙刷、软毛刷：有些痹症可以运用牙刷、软毛刷沿着经络的循行路线，进行梳理，刷擦，这种方法可以代替按摩手法中的"擦法"。用这种方法时，可以在皮肤上涂抹红花油、活络油或香油，避免损伤皮肤。

(4) 圆珠笔、铅笔：在按摩操作中需要指压肌肉较厚的穴位时，可以用圆珠笔或铅笔进行代替指压。

(5) 滚摩器：滚摩器是带滚轮的按摩工具，可以用来按摩背部、胸部、大腿、小腿等肌肉较厚的穴位。运用滚摩器时应在施术穴位及附近皮肤涂上滑石粉或爽身粉等介质，避免引起皮肤疼痛。

(6) 足底按摩器：足底按摩器是按摩足底的常用工具。按摩方式与赤脚走鹅卵石相同，踩在足底按摩器后，能迅速促进血液循环，缓解足部酸痛和全身疲劳。

5. 自我穴位按摩的注意事项有哪些

(1) 自我按摩时可采用坐姿、卧姿或者其他姿势，最

第四章 自我降压——穴位按摩

关键的是要让肌肉处于放松的状态。

（2）每个穴位持续按摩1～3分钟为宜，然后轮换交替其他穴位。

（3）剪短指甲，摘掉戒指，以免损伤肌肤。

（4）饭后20分钟之内禁止按摩。

（5）有严重心、肝、肺、肾功能疾病以及血压过高者，不可按摩。

（6）女性生理期、怀孕期不宜按摩。

（7）已确认有骨关节或软组织肿瘤的患者不能按摩。

（8）糖尿病病情较重者按摩力度不宜过大，以免损伤皮肤而难以愈合。

（9）合并皮肤病时禁止在病变皮肤处按摩。

6. 具有降压作用的常用穴位有哪些

（1）合谷：手背，第1、2掌骨间，第2掌骨桡侧中点处。

（2）曲池：屈肘90度，在肘横纹外侧端凹陷中。

（3）内关：前臂掌侧，腕横纹上2寸，掌长肌腱与桡侧腕屈肌腱之间。

（4）百会：在头部，头部正中线与两耳尖连线的交点处。

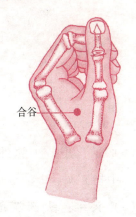

图4-8 合谷穴

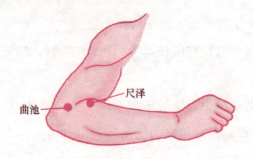

图 4-9 曲池穴

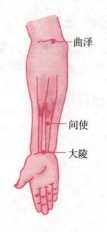

图 4-10 内关穴

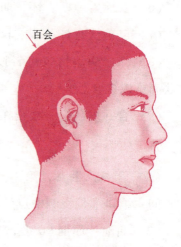

图 4-11 百会穴

（5）足三里：小腿外侧，犊鼻下 3 寸，胫骨前嵴外 1 横指（中指）处。

（6）头维：头部额角发际上 0.5 寸处，头正中线旁 4.5 寸。

第四章 自我降压——穴位按摩

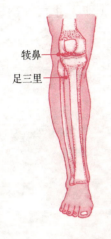

图 4-12 足三里穴

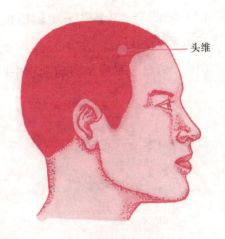

图 4-13 头维穴

（7）丰隆：小腿前外侧，外踝尖上 8 寸，胫骨前嵴外 2 横指处。

（8）攒竹：在面部，眉头内侧端凹陷处。

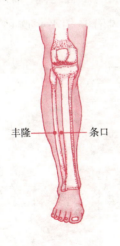

图 4-14 丰隆穴

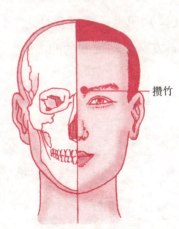

图 4-15 攒竹穴

(9)三阴交：内踝尖直上四横指处（即 3 寸），胫骨内侧缘后方的凹陷处。

(10)涌泉：足底掌心前面正中凹陷处。

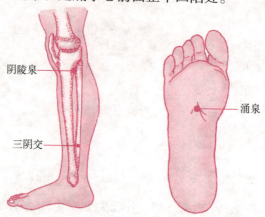

图 4-16　三阴交穴　　图 4-17　涌泉穴

(11)太溪：足内侧踝，内踝高点与跟腱之间凹陷处。

(12)风池：项部枕骨之下，与风府穴相平，胸锁乳突肌与斜方肌上端之间的凹陷中。

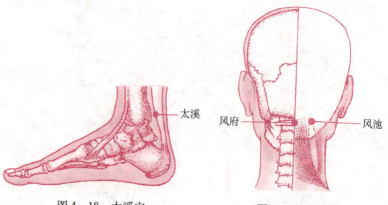

图 4-18　太溪穴　　图 4-19　风池穴

第四章 自我降压——穴位按摩

(13) 阳陵泉：小腿外侧，腓骨小头前下方凹陷中。

(14) 气海：下腹部正中心，脐下1.5寸处。

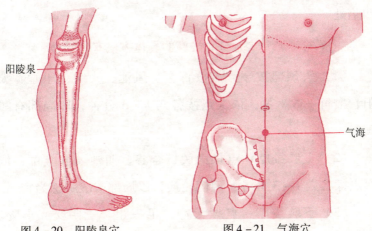

图4-20 阳陵泉穴　　　图4-21 气海穴

(15) 关元：下腹部正中心，脐下3寸处。

(16) 太冲：在足背第1、2跖骨结合部之前的凹陷中。

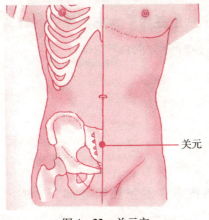 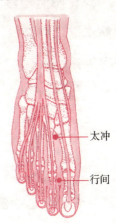

图4-22 关元穴　　　图4-23 太冲穴

(17）印堂：两眉毛内侧端中间的凹陷中。

(18）太阳：头部眉梢与目外眦之间，向后约一横指的凹陷处。

7. 高血压患者穴位自我按摩的具体方法有哪些

（1）头颈部按摩：点按百会、风池、头维、印堂、太阳、攒竹。取坐位，依次点按各穴1~3分钟，以局部有酸胀感为宜。

（2）上肢按摩：点揉内关、合谷、曲池。取坐位，依次点揉各穴1~3分钟，两侧轮换，以局部有酸胀感为宜。

（3）下肢按摩：点揉太冲、足三里、三阴交、丰隆、阳陵泉、太溪、涌泉。取坐位，每个穴位依次点揉1~3分钟，两侧轮换，以局部有酸胀感为宜。

（4）腹部按摩：宜在睡前或晨起进行，先排空大便，取站立位或仰卧位，双手掌重叠置于腹部，先顺时针方向揉摩全腹100次左右，再逆时针方向揉摩100次左右。气海穴、关元穴点揉1~3分钟。

二、了解耳穴知识，选择耳穴按摩

1. 什么是耳穴

耳穴治疗是中医外治技术中的重要组成部分，法国医学博士诺吉尔用了6年的时间研究耳穴，提出耳郭与内脏躯

第四章　自我降压——穴位按摩

体四肢之间存在一定的关系，并发表了"胚胎倒影耳穴图"，使耳穴的医学应用出现了质的飞跃。我国医务工作者在实践中也发现了一些有特定疗效的新穴位，如"升压点"、"心痛点"、"心律点"、"压痛点"、"饥点"、"渴点"、"便秘点"、"眩晕点"、"甲状腺点"等。

2. 耳穴有哪些

耳穴根据主治功能大致可分为六组：①五脏六腑耳穴：如心、肝、脾、肺、胃、肾、膀胱等。②神经系统耳穴：如神门、枕、额、皮质下、交感等。③内分泌系统耳穴：如脑垂体、内分泌、肾上腺、胰腺、甲状腺等。④特定耳穴：如升压点、降压点、肝炎点、结核点等。⑤相应部位的耳穴：如口、食道、阑尾、支气管、牙、目、肛门等。⑥耳背耳穴及其他耳穴：如耳背沟、耳背脾、屏尖、耳尖等。

3. 耳穴治疗的特点

（1）特点：耳穴都分布在耳郭皮肤的表层，信息反映的是显性率高。人体器官和组织的生理、病理信息在局部都有反映。标准化耳穴共89个，耳穴名称以人体器官、组织名称命名，易记易学。

（2）优点：耳全息穴都是相关人体器官、组织的信息点，与体内器官、组织的对应性强，刺激耳穴健身祛病的效果好。耳穴数量众多，应用面广，特别擅长止痛。

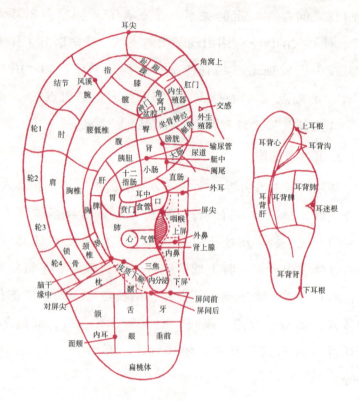

图 4-24 耳穴定位示意图

4. 适合自我保健的耳穴治疗方法有哪些

（1）贴膏法：用伤湿止痛膏、关节止痛膏等橡皮膏，剪成6毫米×6毫米小方块，贴到耳穴上。每次贴一侧耳穴，1~2天后换贴另一侧耳穴。孕妇、小儿不宜。

（2）贴压法：用王不留行子、米粒等植物种子放到耳穴上用胶布固定，一天用手指捏压3~4次，以略有痛感为度，每次约1~2分钟即可，过5~6天后换贴对侧耳穴。

（3）贴磁法：用磁珠置于耳穴上，用胶布固定。每穴贴敷3～5天。3～5天后换贴对侧耳穴。

（4）按摩法：①捏压法：用拇指和食指在耳穴正面和背面相向用力试压1～2分钟。②搓揉法：用拇指和食指指端，分别在耳穴正面和背面相向搓揉。③点压法：用指甲点压耳穴。

耳穴按压时注意动作宜轻柔，轻度刺激能激发人体正常功能，重度刺激则会抑制功能。

5. 高血压患者应经常按压哪些耳穴

主穴：降压点、神门、心、肝、交感、耳尖、降压沟。配穴：枕、额、肾、皮质下。

耳穴按压方法：

（1）用牙签对准神门、肾，以适当的力度按摩一分钟。用拇指和食指对捏降压沟、耳尖，每个部位按压约30秒，使局部有酸胀的感觉，每天可重复2～3遍，能长期坚持效果好。

（2）每次单耳选择5～7个穴位，用王不留行子（中药店有售）贴压在上述穴位。每天在贴压部位按摩3～5次，4～6天后换至对耳贴压。7天为一个疗程，疗程间休息5～7天。

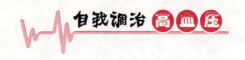

第五章 自我降压——运动疗法

1. 高血压患者为什么要进行运动

高血压患者运动有助于降低血压。研究资料表明：运动能降低交感神经的张力，使儿茶酚胺释放减少；运动能增加血管顺应性和压力感受器的敏感性，使外周血管阻力明显下降；运动还能升高 β_2 受体的敏感性和降低 α 受体的敏感性；降低肾素-血管紧张素系统活性和醛固酮水平，从而使血管扩张，利钠利水，降低血容量，使血压下降。因此，世界卫生组织建议：高血压患者每周至少运动 3~5 次，每次持续时间大于 30 分钟。

2. 高血压患者如何进行运动

经常运动可预防和控制高血压。高血压病的体育锻炼又称体育疗法，是治疗高血压病的重要自然疗法。适当的体育运动，不仅有助于降低血压，改善自觉症状，减少高血压病的并发症，减少降压药物用量，巩固治疗效果，而且可预防或减少高血压病的发生。实践观察发现，绝大多数高血压患者，尤其是一、二期高血压患者，经过一个阶段体育疗法的治疗之后，头晕、头痛、头胀、目眩、失眠、

第五章 自我降压——运动疗法

心悸等症状便会减轻,甚至能完全消失,同时血压也会出现不同程度的下降。常用的锻炼的方式如散步、慢跑、太极拳、气功疗法等。高血压患者不适晨练,因为清晨,尤其是冬季及深秋、初春的清晨,气温较低,寒冷的空气刺激可促使血管收缩,会加重高血压病,甚至诱发脑卒中;早晨又是血压的高峰时间,一般早上 7~9 时最易血压上升,是心脑血管事件的多发时间;同时,清晨和傍晚是空气污染最严重的时间,而中午和下午空气相对较清洁。因此,高血压患者锻炼的最适宜锻炼的时间是在下午 4 时。饭后不要即刻运动,一般饭后休息 15 分钟后再运动。运动不要太激烈,不要过头,做好准备动作。最好有人一同去,假如没人同去,随身带张卡片,写上名字、住址、所患疾病,一旦发生意外便于及时救护。

3. 高血压患者如何选择运动方式

高血压患者进行体育锻炼,必须根据自己的年龄、病情、兴趣、爱好等选择适合自己的运动项目。

高血压患者可以选择的运动方式有:快走、跑步、骑自行车、爬山、散步、打太极拳、练习气功、做体操、打乒乓球和羽毛球等。一般情况下,患者可根据自己病情选择决定运动项目。

(1) 轻度高血压患者,心、脑、肾功能还处于良好状态,可以进行正常的体育锻炼,如选择跑步、快走、骑自行车、爬山等有氧运动训练。这些运动属于大肌群运动，研究表明，可以影响人体血液动力学指标改变，具有中度的降压作用。

（2）中度高血压患者，已经发现有心、脑、肾功能的损害。这些患者可以选择中等运动量的项目，如慢跑、打太极拳、练习气功、做操、舞剑等。这些运动身体负担不是很大，节奏比较缓慢，全身又能得到适当运动，也有助于降低血压。

（3）重度高血压患者，已经发现有心、脑、肾功能的严重损害，锻炼的运动量宜小，可选择散步、练习气功或做肢体的按摩活动。

4. 高血压患者如何选择运动量

高血压患者运动时应循序渐进，可根据运动前后的主、客观表现来衡量运动量是否适宜。

（1）主观表现：运动前精力充沛，说明以前的运动量适宜。相反在运动前四肢无力，精神萎靡，则表明以前的运动量过大。运动时自己感到周身发热、微微出汗、动作轻快、呼吸自然、身体各部位无不适的感觉，表明运动量适宜。若运动时出现眩晕、恶心、疼痛、心悸、呼吸困难，说明运动量过大。运动后感到轻松舒适，睡眠正常，食欲良好，心情舒畅，不感觉疲劳，说明这样的运动量是合适的。运动后疲劳、睡眠不佳、食欲减退等，说明运动量过

第五章　自我降压——运动疗法

大，应该注意适当调整运动量。

（2）客观指标：根据患者运动前后心率的变化，可以粗略估计运动量是否合适。正常人运动时的心率计算方法是170-年龄，一般心率控制在130次/分钟以内。也就是说，假如您65岁，运动时您的心率最好在控制在105次/分。

轻度高血压患者，一般运动后的心率增加量不应超过30~40次/分，中度和重度高血压患者运动后的心率增加量不应超过20次/分。正常心率一般在运动后3~5分钟恢复，运动后疲劳感在1~2小时内消失。

5. 高血压患者如何进行散步锻炼

散步几乎对所有的高血压患者均适用，即使高血压病伴有心、脑、肾并发症也能收到良好的治疗效果。

（1）散步的时间：可选择黄昏或睡前进行，每天1~2次，最短不少于5分钟，最长不宜超过1小时，一般以每次20~30分钟为宜。散步的地点选在户外空气新鲜，环境优美的地方。

（2）散步的速度：慢速的散步为每分钟60~80步，适用于血压很高、需极轻度运动量的患者。中速的散步为每分钟80~100步，每小时3~5公里左右，适用于血压较高、需轻度运动量的患者。快速的散步为110~125步/分，每小时5.5~7公里，适用于血压中等程度增高和肥胖的高血压患者。

（3）适当的休息：在散步中间应根据体力适时休息1~2次，每次3~5分钟，主要是减慢速度。以后可增加步行的速度和持续的时间，最后达到步行30分钟休息5分钟。

（4）做好记录：在散步前、散步后即刻、3分钟、5分钟各测量一次脉搏，并做记录，作为调节运动量的指标。

国内应用医疗步行（平地行走加上下小山坡）治疗高血压取得较好疗效。

其方法举例如下：

第一条：1600米平路。用15分钟走完800米，中途休息3分钟；

第二条：2000米平路，用18分钟走完1000米，中途休息3~5分钟；

第三条：2000米路程，中有两段各长100米，斜度5~10度的短坡，用20~25分钟步行1000米，休息3~5分钟，继续用7~8分钟，走完500米平路，休息3分钟然后用20~30分钟上山，中间可适当休息。上山后休息5~10分钟，然后下山。

6. 高血压患者如何进行慢跑

慢跑可以减肥，能增强心肺功能，降低血脂，促进血液循环，扩张血管，降低血压，减少高血压病合并心、脑、肾等并发症的发生率。一般每周运动3~5次，每次持续

20～60分钟。

（1）跑步前准备：高血压病患者进行慢跑运动前，应略微减少一些衣裤，过凉、过热均对病情不利。慢跑之前，应先进行准备活动3～5分钟，如先做片刻徒手体操或步行片刻，以使心脏及肌肉、韧带逐渐适应一下，再逐渐过渡到慢跑。

（2）跑步的正确姿势：慢跑的正确姿势是两手微微握拳，上臂和前臂弯曲成90°左右，上身略向前倾，全身肌肉放松，两臂自然前后摆动，两脚落地应轻，一般应前脚掌先落地，并用前脚掌向后蹬地，以产生向后向前的反作用，有节奏地向前奔跑。

（3）跑步时呼吸的调整：为了保证氧气的供应、呼吸肌肉不易疲劳、维持较长的运动时间，呼吸要有节奏，应与跑步的步伐节奏相配合，一般可以两步一吸、两步一呼或三步一吸、三步一呼。呼吸频率保持在35～40次/分钟。

（4）慢跑的方式，可根据病情的轻重、血压的高低、体格的好坏、耐力的大小而采用不同的速度，也可采用慢跑与步行交替的方法，以不喘粗气，不觉难受，不感头昏，能够耐受来掌握慢跑速度和慢跑的距离。慢跑结束前，应逐渐减慢速度，或改为步行，使生理活动逐渐和缓下来，切忌突然停止，静止不动，以免慢跑时集中在四肢的血液难以很快循环到大脑和心脏，导致心、脑暂时性缺氧而出现头晕、眼花、恶心、呕吐。经观察，对于轻中度高血压的患者，尤其是中、青年患者，慢跑是一种有效的自然疗法。对于有心、脑、肾并发症及年龄过大的高血压患者，不宜提倡慢跑运动。

7. 适合高血压患者的慢跑有几种形式

为了提高高血压患者运动的兴趣，可以采用以下几种慢跑的形式。

（1）走跑交替：开始是先一般的速度走一段距离，再慢跑一段距离，这样走跑交替进行。随着锻炼者体力、耐力的提高，可逐渐缩短走动距离。这种形式适合于刚开始练习慢跑的人。

（2）慢跑放松法：经过走跑一段时间的锻炼后，体力、耐力多有提高，可以进行慢跑放松跑。开始时速度不宜快，而且要匀速，不能忽快忽慢；呼吸要深长而细缓，并与脚步配合，要有节奏，可以两步一吸、两步一呼或三步一吸、三步一呼。跑步时摆臂要自然，上体正直，眼向前看，步伐要轻快，肌肉要放松。跑的时间、路线和距离要固定，随着体力和耐力的提高，跑步的距离可以适当增加。

（3）定时跑：可分为两种：①不限定跑步的速度和距离，只规定跑步的时间，如10分钟、20分钟、30分钟定时跑。②既规定跑步的时间又规定跑步的距离，如10分钟跑1500米，20分钟跑2500米。患者可根据自身情况选择，一般第一种方法更适合高血压患者。

（4）原地跑：即在原地跑步。这种方法一般多因气候条件限制而不能进行室外跑步时采用。为了提高运动强度和兴趣，可以增加动作幅度和难度，如原地小步跑、原地高抬腿跑、原地踢腿跑等。

8. 打太极拳对高血压患者的作用

高血压是心、脑血管疾病的元凶，是临床常见病，是严重危害人类健康的疾病之一。练习养生太极拳是一项很好的降压疗法。

太极拳讲究的是形顺气自顺，气顺周身顺，进而达到健身和养生的效果。打太极拳时要求意念引导动作，思想集中，心境宁静。另外，许多呼吸运动均强调静、松、降三字，用意念作各种暗示诱导身体各部分放松。打太极拳讲究身体垂直中正，因为人体直立活动时全身放松，呼吸顺畅，活动时不易感到疲劳，肌肉不会有酸痛、疲劳感。同时，还能使唾液分泌增加，胃肠蠕动加快，及时清除人体废物及有毒物质，利于身体尽快康复。

太极拳疗法是通过全身运动、修复阴阳平衡来发挥作用的。太极拳以意引气，使气血畅通于周身经络，平和阴阳，消除精神紧张因素对人体的刺激，有利于血压下降。太极拳是使全身肌肉均匀收缩和放松交替进行的动力性运动，其和顺自然，松柔缓慢，对自身的血管平滑肌起到自然"按摩"作用，促使血管有节奏地收缩和舒张，逐渐冲刷和消除胆固醇、胆固醇脂在血管壁的沉积,改善了动脉血管壁粥样硬化病变。练习太极拳还能使高血压患者血液中一氧化氮(NO)、心房钠尿肽(ANP)等因子升高,引起血管舒张,血压下降,并能降低血脂,从而改善高血压。

9. 如何练习太极拳

太极拳是高血压患者最佳运动方式之一。太极拳可以通过练拳养气,行气通经,平衡阴阳,协调五脏,增强体质,来提高自身机体的阴阳自和能力。练习太极拳的要领有以下几点。

(1)内心平静:练习太极拳,首先要心静,思想上排除各种杂念,全神贯注,专心练拳。此即古人所说的"心静"、"神静"。

(2)身体放松:练拳过程中必须身体放松、精神放松,以减少机体的生理负担,减少疲劳,协调动作,轻便自如,上要沉肩坠肘,下要松腰松胯,躯体不得僵直板滞。

(3)含胸拔背:含胸指胸部略微内收而不挺直;拔背指脊背的伸展,能含胸自能拔背,使气沉丹田。

(4)呼吸自然:呼吸应均匀、自然。一般来说,吸气时动作为开、提、收;呼气时动作为合、沉、伸,避免屏息。呼吸自然均匀,有利于气沉丹田。

(5)腰为中轴:练太极拳的各种动作,必须以腰为中轴,腰部应始终保持中正直立,虚实变化均以腰部为轴心进行转动，所以练拳中腰宜正直、放松。

（6）以意导体：太极拳的各种动作必须在意念引导下进行，即在大脑支配下练拳。用意念引导呼吸，用意念引导精气。

（7）周身协调：练拳过程中要尽量使上肢、下肢、躯体各部位协调运转。身架高低要始终如一，在"起势"时便要决定高、中、低，各动作应上下相随，前后呼应，一动百动，周身协调，速度均匀。

（8）连绵自如：整套太极拳动作应连绵不断轻柔自然，由脚而腿到腰，要手随足运，足随手运，一气呵成，做到意到、眼到、身到、手到、步到，一个动作的结束，恰好是下一动作的开始，似行云流水，连绵不断。

（9）分清虚实：初练太极拳的主要步法应分清虚实。例如全身重心位于右腿，右腿为实，左腿为虚。练拳时，左虚则右实，右虚则左实，分清虚实，才能步履稳健，转动灵活。

初学者可以通过书籍、电视学习太极拳，最好是在附近的太极拳辅导站学习，这样便于学习和纠正，能较快地掌握动作要领。在练习太极拳的过程中应注意根据个人体质、血压情况等适当地安排运动时间、次数和运动量。

10. 练习气功能降低血压吗

气功在我国有悠久的历史，是一种带有中国民族文化特色的、以中医理论为依据、以"气"为核心的自我身心疗法。气功是一种独特的锻炼方法,它对人体的各个系统和器官都能产生良好的调整作用。

大量的研究证实:气功具有良好的降压作用,能使高血压患者症状减轻,睡眠改善,增强精神,并可减少抗高血压药物的用量,长期坚持气功锻炼能改善高血压患者的预后,提高高血压患者的生存质量。气功锻炼降低血压主要是通过意识活动,调心入静,身心放松,精神安宁,达到调节神经系统的作用,改善脑功能,使紊乱的大脑皮层功能得到改善,降低交感神经活性,同时调节内分泌功能,使水钠潴留减退。气功对血液动力学的指标具有积极地调整作用。通过气功锻炼,可以使动脉顺应性改善,弹性增强,增加周围组织对氧的摄取量增加,降低血液黏稠度。气功降压的近期疗效在90%以上。一般每天练习1~2次,每次30分钟左右。

11. 如何练习放松功

放松功是临床上常用的一种静功,其主要特点是有意识地结合默念"松"字,逐步把全身调整得自然、轻松、舒适,解除身体的紧张状态。同时,使意念逐渐集中,排除杂念,安定心神,从而调和气血,协调脏腑,疏通经络,有助于降低血压。

具体步骤如下:

第五章　自我降压——运动疗法

（1）姿势：一般开始练功者应该采用卧位或靠背坐位。

（2）呼吸：初练者采用自然呼吸，掌握后在呼吸的同时配合默念"松"字，有助于肌肉放松。

（3）意松：放松功通常采用的意松法有三线放松法、分段放松法、局部放松法和整体放松法。①三线放松法：一线为身体前线，百会－面部－前颈部－胸部－腹部－大腿前面－脚背和脚趾。二线为身体后线，百会－后枕－后颈－背部－腰部－臀部－大腿后面－小腿后面－脚跟和脚心涌泉。三线为身体侧线，百会－颞部－颈部侧面－肩－上臂－前臂－手。②分段放松：放松顺序为头－颈部－肩和上肢－胸背－腹腰部－大腿－小腿－足部。用于初学者，一般反复放松3～5遍。③局部放松：在意念的调节下放松身体的某一部位，如丹田、涌泉等。可以在某一部位放松几分钟或更长时间。④整体放松法：即放松整个身体。练习一段时间后，基本能够达到松静的状态，再练习整体放松就容易多了。放松功的练习场所需要空气新鲜，环境安静。练功时间以早上为好，每次练习20～30分钟，每日2～3次。

12. 高血压患者锻炼时着装有什么要求

（1）运动鞋：一般穿带有海绵的胶底鞋比较合适。运动时地面会对脚掌产生冲击。由于胶鞋中的海绵底具有较大的缓冲力，当它受到冲击时，会很快变形凹陷，从而消耗大部分冲击力,减少对脚掌的冲击。一旦冲击力消失,海绵即刻恢复到原状,使运动时有弹性,锻炼后既不感到疲劳,又不感到脚掌疼痛。

(2)运动衣、帽:运动衣要舒适、宽松、有弹性、厚薄适宜。一般选用纯棉或弹性好的化纤面料。冬天穿衣多少不太好掌握。穿多了行动不方便,穿少了又感到冷,究竟穿多少是合适的呢?科学实验证明:一个人若穿着衣服在21℃的室中处于静止状态感到温暖舒适,那么他可在零下5℃的室外跑步而不感到冷。身体最怕冷的部位是头和躯干。如果头和躯干感到冷,身体就会额外供热,而四肢就会感觉更冷。因此,在寒冷季节,运动时可以戴帽子,另套一件棉背心,既轻便又暖和。

13. 高血压患者锻炼时应注意什么

高血压患者进行体育锻炼时应注意以下几点:

(1)根据自己的身体状况及爱好,确定运动方式和运动量,防止运动过量;必要时去医院咨询医生。

(2)开始时运动量要小,以后逐渐增加。

(3)按时锻炼,持之以恒。每次锻炼前要认真做好准备活动,锻炼后要做好放松活动。

(4)中度和重度高血压患者在锻炼时最好有个同伴,可相互照顾,以防意外。

(5)过冷或下雨等恶劣天气、感冒发烧、身体疲劳、感到不适时,应暂停锻炼,待天气转好及身体恢复后再继续锻炼。

(6)锻炼时不要过分屏气,不要做搬运过重物品的运动,头部不要低于心脏水平。因过度低头,全身的血液会急速流向大脑,血管急剧充血,可发生脑血管破裂等意外情况。

14. 为什么高血压患者锻炼时不可过度低头

高血压患者锻炼时不可过度低头。因锻炼中过度低头,全身的血液会急速流向大脑,导致血管急剧充血。健康人,特别是青壮年遇到这种情况,因自身血管弹性良好,能自动调节起到缓冲作用,脑内血管的压力不会增高。高血压患者,尤其是中老年人,脑动脉压力增高,动脉血管壁因硬化而失去弹性,遇到急剧充血时,就不能起到缓冲性的调节作用,会使已经增高的脑动脉血压更高,引起头痛、头昏等症状,严重时可能出现脑出血等意外。

15. 为什么高血压患者运动后不应立刻洗热水澡

体育锻炼后洗一个热水澡,可以解除疲劳,这似乎是被大家公认的,其实这是很不科学的。因为运动时,由于肌肉不断收缩,运动量逐渐加大,为适应运动的需要,心率加快,流向心脏和肌肉本身的血液继续增加,使剩余的血液不足以供应身体其他器官,尤其是心脏和脑的需要。对于年轻的健康人,可能只感到头晕、眼花,原地休息一会就会恢复。但是对于高血压患者来说很危险，一旦引起心脏和脑缺氧，就可能诱发心脑血管疾病急性发作。因此，高血压患者运动后千万不要马上洗热水澡，应先休息片刻，再选择温水淋浴的方法，时间要短，在5～10分钟内完成。

16. 不同体质的高血压患者如何进行锻炼

（1）平和质高血压患者可根据年龄和性别，参加适度的运动。如年轻人可适当跑步、打球，老年人可适当散步、打太极拳等。

（2）气虚质高血压患者可做一些柔缓的运动，如在公园、广场、庭院、湖畔、河边、山坡等空气新鲜之处散步、打太极拳、做操等，并持之以恒。不宜做大负荷和出大汗的运动，忌用猛力和做长久憋气的运动，以免耗损元气。

（3）阴虚质高血压患者只适合小强度、间歇性的身体练习，可选择太极拳、太极剑、气功等动静结合的传统健身项目。皮肤干燥者，可多游泳。不宜洗桑拿。

（4）阳虚质高血压患者可做一些柔缓的运动，如慢跑、散步、太极拳等，夏天不宜做过分剧烈的运动，以免大汗淋漓，损伤阳气；冬天避免在大风、大寒、大雾、大雪及空气污染的环境中锻炼，以免感受寒湿之邪而损伤阳气。

（5）痰湿质高血压患者因形体肥胖，易于困倦，故应根据自己的具体情况循序渐进，长期坚持运动。可选择散步、慢跑、乒乓球、羽毛球、网球、游泳、武术，以及适合自己

第五章　自我降压——运动疗法

的各种舞蹈等。

（6）血瘀质高血压患者可进行一些有助于气血运行的运动项目，如太极拳、太极剑、舞蹈、步行健身法等，以达到改善体质的目的。

（7）湿热质高血压患者根据血压情况，可做运动强度较大的锻炼，如跑步、游泳、爬山、打球、武术等。夏天由于气温高、湿度大，最好选择在清晨或傍晚较凉爽时锻炼。

（8）气郁质高血压患者应尽量增加户外运动，可坚持较大的运动锻炼，如跑步、登山、游泳、打球、武术等；多参加群众性的集体项目，如打球、跳舞、下棋等，以便更多地融入社会，解除自我封闭状态。

（9）特禀质高血压患者应积极参加体育锻炼，增强体质。天气寒冷时锻炼要注意防寒工作。防止感冒。

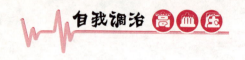

第六章 自我降压——情绪调适

1. 您知道精神因素与高血压有何关系吗

精神因素可以直接影响中枢神经系统的功能和机体内分泌的调节功能。当人体突然受到精神刺激，中枢神经系统就会分泌肾上腺素类物质，使全身血液重新分布。这时皮肤和四肢血管收缩，以减少这些部位的血液供应，增加心脏和骨骼肌的血液供应，以应付应激状态下重要脏器的血液供应，血压就会升高。当精神刺激消除后，人体即恢复原来正常的状态。当人体长期处于精神紧张状态时，正常的血液循环被打破，导致血压的持续升高。

调查发现长期从事紧张度高的职业，如司机、售票员易发生高血压。高血压在从事注意力高度集中、精神紧张的工作，又缺少体力活动者中容易发生。

2. 您知道情绪过激为什么会引起血压升高吗

情绪过激包括生气、暴怒、紧张或过度兴奋等都会使全身小血管收缩，从而导致血压迅速升高、心率加快、心肌耗氧量增加、心脏负荷加大等。高血压患者本来身体状况不好，如果再加上情绪波动，难免会使病情加重，甚至诱发心肌梗死、脑出血等。临床上因情绪突变引起血压骤然升高导致中风或死亡的病例屡见不鲜。

从现代医学角度来看，情绪激动，不论是愤怒、焦虑、恐惧，还是大喜大悲，都可能使血压骤然升高。其原因是由于神经、精神因素引起高级神经活动紊乱，致使调节血压的高级自主神经中枢反应性增强，血液中血管活性物质如儿茶酚胺等分泌增多，小动脉痉挛收缩，从而引起血压升高。

3. 您知道高血压患者为什么要缓解心理压力吗

现实生活中有一些患者发现自己血压增高后，心理负担过重，情绪不稳定，整日忧心忡忡，结果导致血压居高不下，病情进展快；有的患者容易消极沮丧，不愿按时服药，也不愿改变原来不良的生活方式，等待"最后的归宿"；也有的患者因一时血压下降的不理想，对治疗失去信心，变得焦躁不安，讳疾忌医。

研究发现，如果一个人产生绝望心理，那么他得高血压的几率就会比生活充满希望的人高3倍。研究人员分析了600名高血压患者，发现心情绝望的人比心情乐观的人病情明显严重，而前者的并发症是后者并发症的3倍。

其实，高血压患者应该相信，尽管高血压是一种终身疾病，需要长期治疗，但是只要你改变不良的生活方式，饮食清淡、坚持锻炼、戒烟限酒、避免心理负担过重等，在自我调理的基础上，积极配合医护人员提供的治疗与护理，病情是可以控制的，并发症也是可以防止或减轻的。只要您能有效控制血压，照样是可以长寿的。

4. 您知道高血压与性格有何关系吗

高血压的发病与性格特征有一定的关系。高血压患者具有一定的人格特征，其中焦虑性情绪反应和心理的压抑，即冲动、敌意是高血压发病的重要心理原因。因为经常处于抑郁或生气的人，血液中的去甲肾上腺素水平比正常人高30%以上。去甲肾上腺素会使人体全身小动脉和小静脉都收缩，外周总阻力增加，从而使血压升高（收缩压和舒张压都上升），而且这种高血压不易用降压药物控制。

研究发现，A型性格与高血压的发生有关。A型性格表现为急躁、易怒、争强好胜、怀有戒心和敌意，行动很快，有很强的时间紧迫感等。A型性格的人勤奋、忙碌、不知满足，把成功视为人生的价值标准；与人相处富有攻击性、爱挑剔；在生活中，常常对大部分日常生活琐事毫无耐心，容易生气发怒。实验证明，A型性格的人肾上腺素、去甲肾上腺素、胰岛素的水平均高于一般人，而生长激素要比一般人低。这种状况使人体的血压升高。因此，若A型性格的人已经得了高血压，一定要控制自己的情绪，尽量改变性格，将自己重新塑造成一个乐观、豁达、开朗、愉快的人。

第六章　自我降压——情绪调适

5. 您知道高血压患者应如何调节情绪吗

每位高血压患者首先要明确，高血压是需要长期治疗的慢性疾病，但并非不治之症，只要坚持长期合理的有效治疗，是完全可以控制血压，稳定病情，减少心脑肾并发症的发生。避免不良刺激，保持心情愉快。一些不良的情绪如暴怒、紧张、烦躁、焦虑、压抑等会通过增加有关激素的分泌，促使小动脉痉挛收缩而使血压产生波动、升高，甚至发生心、脑血管并发症。因此，高血压患者应尽可能避免工作和生活中的过度紧张，避免各种强烈的或长期性的精神打击或刺激，一旦遇到这些负性刺激应学会"冷处理"。例如，当要发怒时可用延时法告诫自己过五分钟再发怒，而当五分钟后可能就不会再发怒了。对于一些令人烦躁焦虑的事，可采用暂时忘却的方法，跳出现实的烦恼，或沉浸于对既往幸福时刻的回忆，或陶醉于对于美好未来的憧憬，摆脱苦恼，愉悦心情，创造放松的心境从而有益于稳定血压。培养业余爱好，休闲精神生活。现代社会生活节奏加快，人际关系复杂，工作竞争增多。高血压患者处于这样的生活、工作环境中，思想高度集中，精神长期紧张，这对于控制、稳定血压显然是不利的。为了缓解来自工作、生活的压力，适时放松紧张的精神状态，可有目的的培养一些清闲、优雅、能陶冶情操、宁静心神的个人爱好和业余活动，如观赏花卉鱼草，欣赏轻松的音乐，练

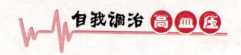

习书法绘画等。

6. 您知道放松训练有利于高血压患者调节情绪吗

放松训练是指按一定的练习程序,学习有意识地控制或调节自身的心理生理活动,以达到降低机体唤醒水平,缓解精神紧张。一个人的心情反应包含"情绪"与"躯体"两部分。假如能改变"躯体"的反应,"情绪"也会随着改变。至于躯体的反应,除了受自主神经系统控制的"内脏内分泌"系统的反应,不易随意操纵和控制外,受随意神经系统控制的"随意肌肉"反应,则可由人们的意念来操纵。也就是说,经由人的意识可以把"随意肌肉"控制下来,再间接地把"情绪"也松弛下来,建立轻松的心情状态。基于这一原理,放松训练就是通过有意识地控制使肌肉放松,同时间接地松弛紧张情绪,从而达到心理轻松的状态,有利于身心健康。通过放松训练,交感神经系统活动功能降低,表现为全身骨骼肌松弛,心率减慢,血压下降,并有四肢温暖,头脑清醒,心情轻松愉快,产生全身舒适的感觉。

7. 您知道音乐疗法有助于高血压患者调节情绪吗

优美动听的音乐,不但能陶冶人的性情,而且也是人保持良好的情绪、防治疾病和增进人体健康的良药。音乐疗法就是通过自己唱歌、演奏乐曲或者选择欣赏乐曲以调节人的情绪,消除疲劳,从而达到防治疾病、促进心身健

第六章 自我降压——情绪调适

康目的的一种方法。

人们发现常听轻音乐，血压水平较低，同时每次听完轻音乐，都会产生一种心旷神怡的感觉，精神愉快，食欲增加，疲劳消除，睡眠改善。对不同的音乐节奏、旋律、音质，人体会产生不同的反应。研究发现，高血压患者听完巴赫的小提琴协奏曲，血压有明显的下降。另一研究发现，摇摆舞会的参加者血压会有明显的上升，有些高血压患者和冠心患者会突然发生脑卒中或心绞痛，甚至猝死。研究发现，轻松、欢快的音乐能促使人体分泌一些有益于健康的激素、酶、乙酰胆碱等活性物质，从而调节血流量和兴奋神经细胞。因此，乐曲的节奏、旋律、速度、谐调等不同，就可表现出降压、镇静、镇痛作用和情绪调节作用等不同的效果。

高血压患者每天听半小时的轻音乐有助于改善情绪，降低血压。但对于音乐的选择，应从实际出发，针对高血压患者对音乐的喜好和欣赏水平来选择患者比较熟悉的、喜爱的和适合病症特点的音乐，才会得到明显的效果。例如，精神不振、头痛、胸闷、肝气郁结的高血压患者应听明快、兴奋的轻音乐；而心急不安、烦躁易怒、肝火上亢的高血压患者应听轻松、和缓的轻音乐。

接受音乐疗法的患者，应注意以下几点：

（1）节奏疯狂、声音嘈杂的乐曲如摇滚乐、迪斯科等不宜使用。因为刺耳的音乐和疯狂的节奏会使交感神经兴奋，而致血压升高。

（2）治疗环境应优美、安静。室内要求光线柔和，陈设典雅，美观清洁。在收听音乐时，要排除干扰，使心身沉浸于乐曲的意境之中，最好使用立体声耳机。听音乐时要心神专注，全身放松，潜心静意地去听，去领悟美妙音乐所产生的各种良性效应。

（3）每次听音乐时间以 30~60 分钟为宜，根据自己实际情况每日 1~3 次。伴有失眠者可在睡前治疗，伴有消化不良者可在就餐中或就餐后进行治疗。播放音乐时，音量不宜太大，以听起来舒适为宜，一般在 40 分贝左右即可。

8. 您知道园艺疗法有助于高血压患者调节情绪吗

园艺疗法是指通过栽养花卉、欣赏花卉等园艺活动来达到治病目的一种方法。千姿百态、五彩缤纷的花卉，可以调节人体的情绪，解除郁闷、紧张的心情，尤其是青、绿、紫、蓝等冷色调可以使高血压患者安定、镇静，并能平肝潜阳，促使血压下降。

从事园艺活动有助于减轻精神压力和忧郁，可降低血压，促进血液循环。这些好处已得到医学家的肯定。一项典型的实验证明，让 20 个成年高血压患者轮流进入暖房种花、锄草、培养幼苗等，然后再对他们的血压、心跳和皮肤温度进行测量，结果发现各项指标均有所下降。

9. 您知道书画疗法有助于高血压患者调节情绪吗

书画疗法是指通过练习、欣赏书法、绘画来达到治病目的一种治疗方法。书画，尤其是中国传统书法与绘画是情感的有形表达，可以用来写情达意，逸志舒心，调节人体的情志活动。通过书画疗法既可以调节身心，养生康复，又可以陶冶情操，延年益寿。书画疗法的降压作用主要与书画疗法可以调节情绪、疏肝理气、平肝潜阳有密切关系。当人们挥毫之时或潜心欣赏书画时，杂念逐渐排除，因而可以使郁结的肝气得以疏解，上亢的肝阳得以下降，上升的血压得以降低。

书画疗法的运用方式包括书画练习和书画欣喜。高血压患者进行书画疗法没有严格的禁忌证，只需注意每次练习的时间不宜过长，一般每次以 30～60 分钟为宜。在运笔写字绘画时，应"意守笔端"、"凝神点画"，尽量心神安定，切忌"心猿意马"。书画疗法需长期坚持，才能见效。

10. 您知道色彩疗法有助于高血压患者调节情绪吗

绿色不但有助于消化，而且能起到镇静和松弛神经的作用，自然界的绿色还能帮助人消除疲劳和安定情绪。白色能使患者心情舒适和镇静，有助于人体健康。青色使人产生亲切、朴实、舒适、柔和的感觉。不论色调的冷暖，都以浅淡为宜，浅淡柔和的色调能给人以宁静、和谐和舒适的感觉。

11. 您知道如何实施自我暗示缓解不良情绪吗

高血压患者常有情绪紧张的现象，不会自我放松，不利于血压保持正常。自我暗示疗法可以有效地缓解这种情况，且简便易行。进行自我暗示时，可保持站姿，或者采取坐姿，还可以躺着。

方法：保持心情平静，排除杂念。心里反复默念"放松—放松—放松"，同时将意念集中于脚心的涌泉穴（涌泉穴：足跖屈时，在足心前1/3凹陷中），想象全身的病气、怒气、疲劳之气全部由涌泉穴出，排出体外。此方法每天至少3次，每次不少于3分钟。

12. 您知道高血压患者应如何尝试心理咨询吗

高血压属心身疾病，心理因素在疾病的发生、发展中具有重要作用。长期的心理压力导致的精神紧张可诱发高血压。造成精神紧张的原因很多，如家庭关系问题，与同事之间的人际关系，学习、工作的压力，疾病本身带来的压力等。如果通过以上方法，不能自己解决的，就应该借助于专业心理医生的帮助。

专职的心理医生会根据患者的具体情况，为患者提供所需的心理咨询和心理治疗，这样可以帮助患者从极大的心理压力下解脱出来，减轻心理负担，缓解压力，从而达到降低血压的目的。

13. 您知道高血压患者应如何应对生活中的突发事件吗

在生活中，难免会发生一些突发事件，如亲人死亡、离婚、意外伤害等，高血压患者应如何应对呢？在生活事

第六章 自我降压——情绪调适

件发生后,为摆脱不良影响,应做到以下几点。

(1) 学会正确释放情绪:当心情不好时,可以找一些知心朋友,把自己的想法说出来,这样一方面减轻心理负担,另一方面有可能从他人那里得到开导和启示。

(2) 培养多方面的情趣:尽量多参加娱乐活动,培养自己的兴趣爱好,学习绘画、书法、养花、钓鱼等,既可以美化环境,又能陶冶情操。患者应该正确对待事件的发生,依靠自己和他人的力量,尽快从中解脱出来。

(3) 借助专业辅助人员:当不良情绪过分困扰自己,不能自拔时,可以寻求心理医生的帮助。